ORTODONTIA

FUNDAMENTOS E APLICAÇÕES CLÍNICAS

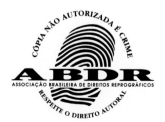

ORTODONTIA

FUNDAMENTOS E APLICAÇÕES CLÍNICAS

Marco Antonio de Oliveira Almeida
Pós-Doutorado University of North Carolina.
Professor Titular de Ortodontia UERJ

Cátia Cardoso Abdo Quintão
Mestre e Doutora em Ortodontia UFRJ.
Professora Adjunta de Ortodontia UERJ

Jonas Capelli Jr.
Doutor em Ortodontia UERJ.
Professor Adjunto de Ortodontia UERJ

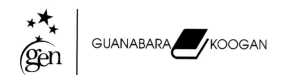

Direitos exclusivos para a língua portuguesa
Copyright © 2008 by
EDITORA GUANABARA KOOGAN S.A.
Uma editora integrante do GEN | Grupo Editorial Nacional

Reservados todos os direitos. É proibida a duplicação ou reprodução deste volume, no todo ou em parte, sob quaisquer formas ou por quaisquer meios (eletrônico, mecânico, gravação, fotocópia, distribuição na internet, ou outros), sem permissão expressa da Editora.

Travessa do Ouvidor, 11
Rio de Janeiro, RJ — CEP 20040-040
Tel.: 21–3970-9480
Fax: 21–2221-3202
gbk@editoraguanabara.com.br
www.editoraguanabara.com.br

Editoração Eletrônica: *Performa*

CIP-BRASIL. CATALOGAÇÃO NA FONTE
SINDICATO NACIONAL DOS EDITORES DE LIVROS, RJ

A444o

Almeida, Marco Antonio de Oliveira
Ortodontia: fundamentos e aplicações clínicas / Marco Antonio de Oliveira Almeida, Cátia Cardoso Abdo Quintão, Jonas Capelli Jr. - Rio de Janeiro: Guanabara Koogan, 2008.
il.

Inclui bibliografia e índice
ISBN 978-85-277-1427-3

1. Ortodontia. I. Quintão, Cátia Cardoso Abdo. II. Capelli Junior, Jonas. III. Título.

08-0445.   CDD: 617.643
                                            CDU: 616.314-089.23

08.02.08   08.02.08   005182

Colaboradores

Andressa Otranto B. Teixeira
Graduada pela UERJ.
Especialização em Ortodontia ABO/JF.
Mestrado em Ortodontia UERJ

Cátia Cardoso Abdo Quintão
Mestre e Doutora em Ortodontia UFRJ.
Professora Adjunta de Ortodontia UERJ

Cristiane Canavarro
Graduada pela UFRJ.
Especialização em Ortodontia UERJ.
Mestrado em Ortodontia UERJ.
Doutoranda em Ortodontia UERJ

Jonas Capelli Jr.
Doutor em Ortodontia UERJ.
Professor Adjunto de Ortodontia UERJ

Lisiane Meira Palagi
Graduada pela USP-Ribeirão Preto.
Especialização em Odontopediatria Unicamp.
Especialização em Ortodontia UERJ.
Mestrado em Ortodontia UERJ

Marco Antonio de Oliveira Almeida
Pós-Doutorado University of North Carolina.
Professor Titular de Ortodontia UERJ

Maria Fernanda P. Nova
Graduada pela UFBA.
Especialização em Ortodontia UERJ.
Mestrado em Ortodontia UERJ

Mariana Martins e Martins
Graduada pela UERJ.
Especialização em Ortodontia UERJ.
Mestrado em Ortodontia UERJ

Vera Lucia Cosendey
Graduada pela UERJ.
Especialização em Ortodontia UERJ.
Mestrado em Ortodontia UERJ

Prefácio

Sinto-me imensamente gratificado ao ser honrado para prefaciar esta importante obra de autoria desse seleto grupo de professores e mestrandos, todos talentosos, empreendedores e sempre dispostos a encarar os desafios com entusiasmo e competência.

A experiência acumulada no ensino da Ortodontia ao aluno do curso de graduação indicou, de maneira clara, a necessidade de uma obra que descrevesse conceitos e técnicas de maneira simples, fácil de entender e, acima de tudo, didática, com o intuito de motivá-lo nesse primeiro contato com a nossa disciplina. A iniciativa desde logo contou com a plena aprovação de professores da disciplina de Ortodontia da Universidade do Estado do Rio de Janeiro, cujo curso hoje se consolida como um dos melhores modelos, fato que nos orgulha e, ao mesmo tempo, impõe-nos responsabilidades cada vez maiores. Também foi importante o apoio integral de um grupo de mestrandos qualificados e dinâmicos, cuja participação foi indispensável tendo em vista a amplitude e diversidade da matéria.

A obra consta de sete capítulos, reunindo os temas básicos considerados indispensáveis para quem está iniciando seus estudos em Ortodontia e ambiciona aprender para crescer sempre até alcançar o êxito na vida profissional. É importante destacar que, em cada capítulo, esteve sempre presente a preocupação dos autores em organizar os conhecimentos de tal maneira que pudessem ser assimilados e recordados com facilidade, proporcionando economia de tempo no aprendizado. No primeiro capítulo, o enfoque é o estudo das características normais da dentição e da oclusão nas diferentes fases, conhecimento esse indispensável para a identificação precoce de ocorrências de anormalidade e aplicação de medidas preventivas ou interceptantes. No capítulo seguinte, os autores procuram despertar no aluno a importância de classificar a maloclusão após identificá-la. A seguir, sob o título "Fatores Etiológicos das Maloclusões", são estudadas detalhadamente as principais causas que determinam a instalação da maloclusão, suas conseqüências e a conduta clínica adequada. Os capítulos relacionados à perda precoce de dentes e à presença de mordidas cruzadas, tão freqüentes na clínica diária, são estudados com profundidade e apontam soluções preventivas e interceptantes. Também as alterações tissulares decorrentes do movimento dentário são detalhadas e destacada a importância do conhecimento das forças aplicadas no que diz respeito a grandeza, direção e duração, de modo a preservar a integridade dos tecidos de suporte do dente. Por último, são estudadas as maloclusões verticais e descritos métodos que podem ser usados no monitoramento da sobremordida exagerada e da mordida aberta.

Em suma, este livro é dedicado ao estudante de Odontologia em particular, mas as informações aqui contidas aplicam-se também à classe odontológica em geral, a todo profissional que deseja reciclar seus conhecimentos.

Ao finalizar, gostaria de me congratular com todos os autores e co-autores por terem conseguido superar todos os obstáculos até a publicação desta magnífica obra, cujo prefácio orgulhosamente assino.

Prof. Antonio Carlos Peixoto da Silva

Conteúdo

5 Movimento Dentário, 119
Maria Fernanda P. Nova e Jonas Capelli Jr.

6 Mordida Cruzada, 145
Mariana Martins e Martins e Marco Antonio de Oliveira Almeida

7 Os Problemas Verticais: Mordida Aberta e Sobremordida Exagerada, 169

Andressa Otranto B. Teixeira e Marco Antonio de Oliveira Almeida

CAPÍTULO 1

Desenvolvimento da Dentição

Lisiane Meira Palagi
Jonas Capelli Jr.

Por volta da sexta ou sétima semana de vida pré-natal, é possível observar o início da formação da cavidade bucal, dos ossos maxilares e dos seus respectivos dentes. A partir daí, ocorre uma série de alterações dentárias progressivas (formação, calcificação e erupção) que estão intimamente relacionadas ao crescimento e desenvolvimento da face.

Como parte integrante desse processo, está o estabelecimento da oclusão dentária, a qual pode ser dividida em quatro períodos distintos: período dos roletes gengivais, dentição decídua, dentição mista e dentição permanente.

O diagnóstico ortodôntico está primordialmente relacionado ao reconhecimento das características normais de cada uma dessas fases.

PERÍODO DOS ROLETES GENGIVAIS

No recém-nascido, um espessamento da mucosa gengival, conhecido como rolete ou abaulamento gengival, recobre os processos alveolares, onde estão os germes dos dentes decíduos em formação. Conforme os germes dentários se aproximam da erupção na cavidade bucal, os abaulamentos gengivais passam a ser divididos em segmentos correspondentes a cada dente.

Quando analisados separadamente, o rolete gengival superior tem forma de ferradura, enquanto o inferior apresenta a região anterior ligeiramente mais estreita (Fig. 1.1). Ao entrarem em contato, há uma separação entre os roletes, na região anterior, chamada de "espaço mesial anterior", que desaparece, na maioria das crianças, com a erupção dos incisivos e o simultâneo crescimento vertical do processo alveolar (Fig. 1.2). É nesse espaço que a ponta da língua do recém-nascido se posiciona, vedando a área durante a deglutição denominada infantil.

Nessa fase, o rolete gengival inferior se encontra numa posição mais posterior em relação ao superior. Da mesma maneira, a mandíbula também se posiciona mais distalmente em relação à maxila (Figs. 1.3 e 1.4), porém terá

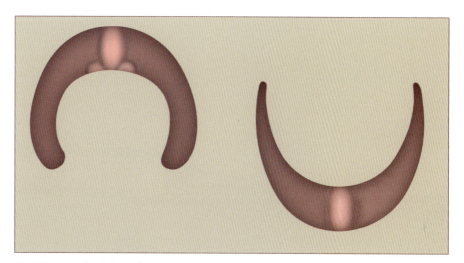

Fig. 1.1 Vista oclusal dos roletes gengivais.

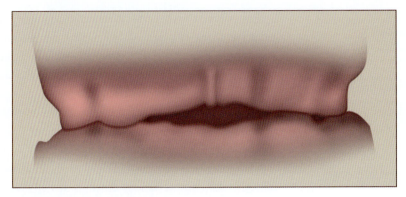

Fig. 1.2 Espaço mesial anterior.

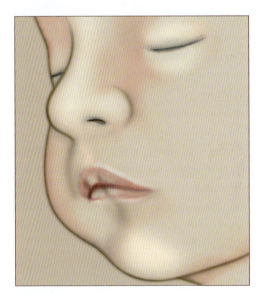

Fig. 1.3 Perfil aproximado de um bebê.

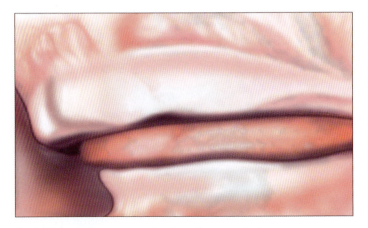

Fig. 1.4 Relação ântero-posterior dos roletes gengivais.

o seu crescimento estimulado pelos movimentos ântero-posteriores de sucção durante a amamentação no seio materno.

OCLUSÃO NORMAL NA DENTIÇÃO DECÍDUA

Cronologia e Seqüência de Erupção

Por volta dos 6 meses de idade, irrompem os **incisivos** centrais decíduos inferiores, os primeiros dentes na arcada do bebê, e, em seguida, os incisivos centrais decíduos superiores. Os próximos dentes a irromperem são, normalmente, os incisivos laterais superiores, seguidos pelos inferiores. Não raramente, os quatro incisivos inferiores irrompem antes de qualquer dente superior, ou os incisivos laterais inferiores irrompem antes dos superiores, não havendo prejuízo ao desenvolvimento da oclusão (Fig. 1.5). É normal, nessa fase, a presença de *overjet* (transpasse horizontal ou sobressaliência) e *overbite* (transpasse vertical ou sobremordida) acentuados (Fig. 1.6).

Nesse período, já pode ser observada a primeira guia oclusal, que se dá na região anterior com o contato entre os incisivos de cada arco, proporcionando movimentos mandibulares mais precisos de abertura e fechamento. A partir desse momento, ao movimentar a mandíbula anteriormente, haverá a necessidade de abri-la, tendo como guia a face palatina dos incisivos superiores, e, com isso, o desenvolvimento e modelação da articulação têmporo-mandibular. A língua também passa a assumir novos limites, estando separada dos

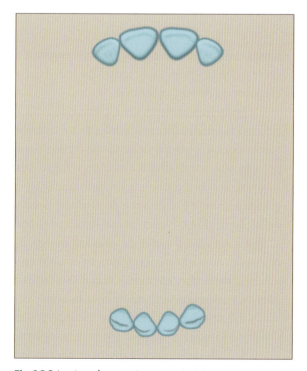

Fig. 1.5 Primeiros dentes a irromper: incisivos.

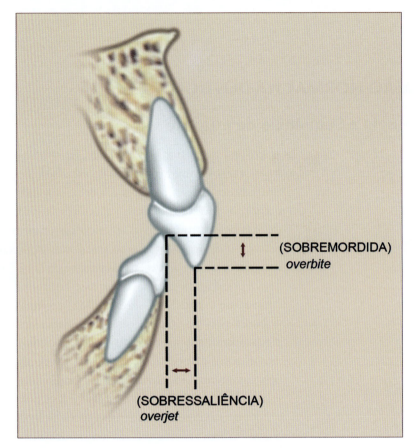

Fig. 1.6 Sobremordida (*overbite*) e sobressaliência (*overjet*).

lábios, assumindo uma função mais madura durante a deglutição, além de guiar o correto posicionamento dos incisivos através da pressão exercida por ela sobre os dentes anteriores.

Os **primeiros molares** irrompem ao redor dos 14 meses de vida, sendo os superiores normalmente precedidos pelos inferiores (Figs. 1.7 e 1.8). Os molares superiores são guiados pelas fossas e cúspides dos inferiores, adquirindo uma posição mais vestibular e distal em relação a estes. Ocorre, então, o primeiro levante da mordida ou o primeiro aumento da dimensão vertical e, conseqüentemente, a diminuição do *overbite*, permanecendo assim durante toda a dentição decídua. Nessa fase se inicia o aprendizado da mastigação.

Por volta dos 18 meses de vida, irrompem os **caninos**, e, da mesma maneira que os demais dentes, os inferiores normalmente irrompem primeiro (Figs. 1.9 e 1.10). Esses dentes trazem maior estabilidade às arcadas e servem de guia para os movimentos mandibulares laterais.

Os últimos dentes decíduos a irromperem são os **segundos molares**, ao redor dos 24 meses de vida, e assim se completa a dentição decídua (Figs. 1.11 e 1.12). Toda a cronologia de irrupção dos dentes decíduos está resumida na Tabela 1.1.

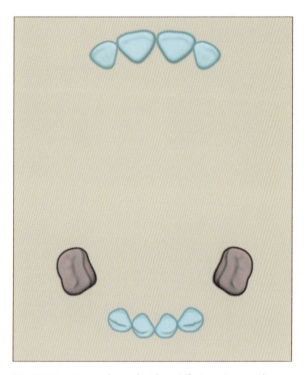

Fig. 1.7 Primeiros molares decíduos inferiores irrompidos.

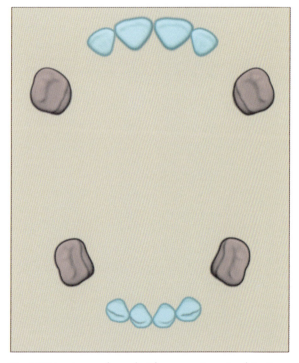

Fig. 1.8 Primeiros molares decíduos superiores também irrompidos.

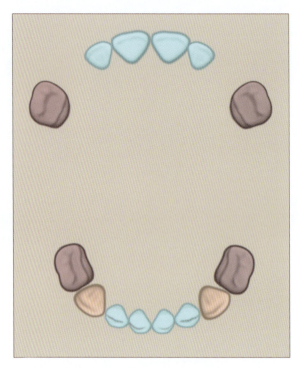

Fig. 1.9 Caninos decíduos inferiores irrompidos.

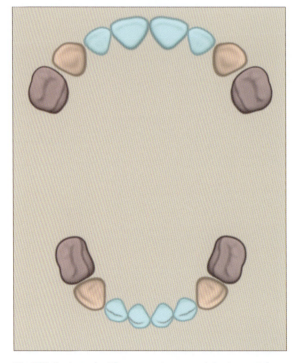

Fig. 1.10 Caninos decíduos superiores também irrompidos.

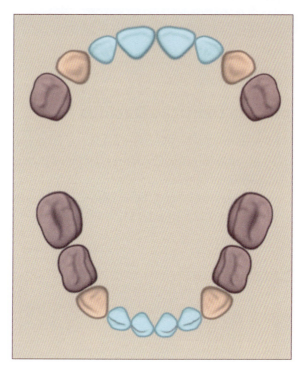

Fig. 1.11 Segundos molares decíduos inferiores irrompidos.

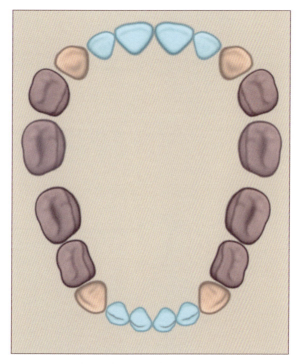

Fig. 1.12 Segundos molares decíduos superiores também irrompidos.

Tabela 1.1 ◆ *Cronologia de erupção (em meses) dos dentes decíduos*

Dente	IC inf.	IC sup.	IL sup.	IL inf.	1º M	C	2º M
Cronologia de erupção (em meses)	6 a 12	6 a 12	6 a 12	6 a 12	±14	±18	±24

Características Normais da Dentição Decídua

A dentição decídua é formada por 20 dentes, sendo 10 no arco superior e 10 no arco inferior. Os dentes decíduos possuem paralelismos entre as raízes e, portanto, apresentam ausência de inclinação axial, estando implantados verticalmente sobre as bases ósseas, resultando em um plano oclusal horizontal (Figs. 1.13, 1.14 e 1.15).

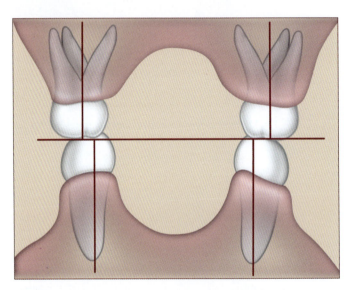

Fig. 1.13 Ausência de inclinação axial dos dentes decíduos (vista póstero-anterior).

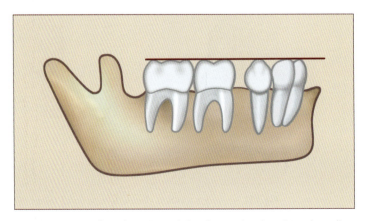

Fig. 1.14 Ausência de inclinação axial dos dentes decíduos (vista lateral).

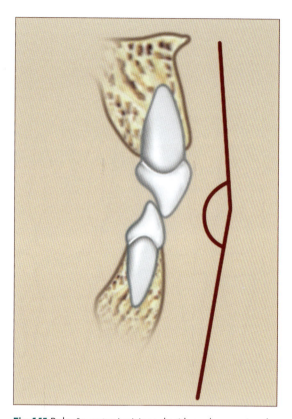

Fig. 1.15 Relação entre incisivos decíduos de aproximadamente 180°.

É característica da dentição decídua a presença de espaços fisiológicos. Existem dois tipos de espaços fisiológicos na dentição decídua: espaços interdentais e espaços primatas. Os espaços interdentais são espaços distribuídos entre os dentes. Os espaços primatas são espaços fisiológicos presentes na distal dos incisivos laterais superiores e dos caninos inferiores, sendo, de maneira geral, maiores que os demais espaços interdentais (Fig. 1.16).

Segundo Baume, os arcos na dentição decídua podem ser divididos em dois tipos: tipo I e tipo II. Os arcos tipo I são aqueles que apresentam espaços interdentais generalizados (Fig. 1.17) e os arcos tipo II são aqueles com ausência de espaços interdentais, podendo ou não possuir os espaços primatas (Fig. 1.18). Para Baume, os arcos tipo I são mais favoráveis ao correto desenvolvimento da oclusão, proporcionando espaço para o posicionamento dos incisivos permanentes. Enquanto isso, os arcos tipo II teriam maiores chances de resultar em apinhamento dos incisivos permanentes.

Também deve ser observada a relação entre os caninos, devendo o canino superior ocluir entre o canino e o primeiro molar inferiores.

A relação entre as faces distais dos segundos molares decíduos é determinante para o futuro desenvolvimento da oclusão permanente, pois é através dessas faces que os primeiros molares permanentes se guiam para as suas po-

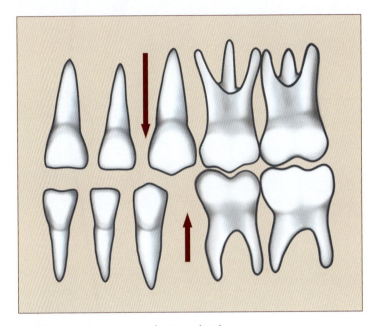

Fig. 1.16 Espaços primatas na dentição decídua.

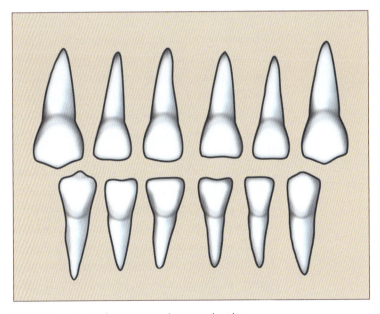

Fig. 1.17 Arco tipo I de Baume na dentição decídua.

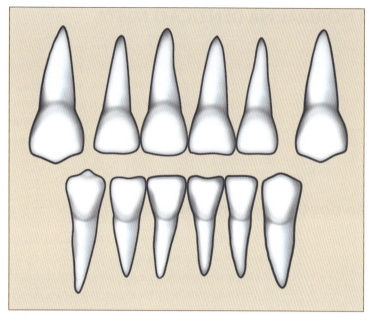

Fig. 1.18 Arco tipo II de Baume na dentição decídua.

sições. Segundo Baume, existem três tipos de planos terminais na dentição decídua (Fig. 1.19):

– Plano terminal distal: ocorre em 10% dos casos;
– Plano terminal mesial: ocorre em 14% dos casos;
– Plano terminal reto: ocorre em 76% dos casos.

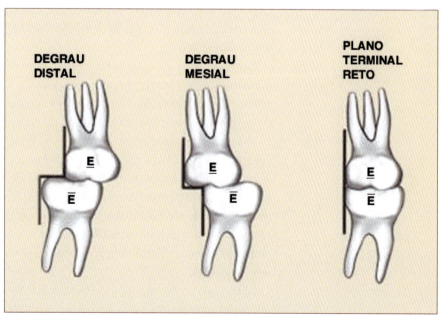

Fig. 1.19 Os 3 planos terminais: degrau distal, degrau mesial e plano terminal reto.

OCLUSÃO NORMAL NA DENTIÇÃO MISTA

O período em que estão presentes tanto dentes decíduos quanto permanentes é conhecido como o período da dentição mista, que se inicia com a erupção dos primeiros molares permanentes. Essa fase é caracterizada pela maior presença de dentes no ser humano, levando em consideração os 20 dentes decíduos já irrompidos, os 4 primeiros molares permanentes que estão irrompendo, além dos demais 28 dentes permanentes em formação intra-óssea.

Calcificação dos Dentes Permanentes

Em 1960, Nolla dividiu a calcificação dentária em 10 estágios (Fig. 1.20). Assim, pode-se comparar radiografias com o esquema idealizado por Nolla para definir e acompanhar os estágios de calcificação de determinado dente. Os estágios mais significantes e que, portanto, devem ser lembrados são os estágios 2, 6 e 8, pois irão interferir em determinados planejamentos descritos posteriormente neste livro. O estágio 2 de Nolla é importante porque nos informa o início da calcificação de um dente. Quando a calcificação da coroa de um dente se completa, o dente se encontra no estágio 6 de Nolla, e é nessa fase que se inicia o movimento eruptivo intra-ósseo. Porém, será no estágio 8 de Nolla que o dente atingirá a cripta alveolar, e atravessará a margem alveolar, ficando exposto na cavidade bucal.

Cronologia de Erupção dos Dentes Permanentes

Os dentes permanentes podem ser sucessores, aqueles que substituem um dente decíduo (incisivos, caninos e pré-molares), ou suplementares, aqueles que fazem a erupção atrás da dentição decídua (primeiros, segundos e terceiros molares).

Segundo Moyers, quatro fatores são responsáveis pela erupção dos dentes sucessores. São eles: (A) o alongamento da raiz do dente permanente; (B) reabsorção do dente decíduo; (C) movimento do dente permanente através do osso; e (D) crescimento em altura do processo alveolar (Fig. 1.21).

A cronologia de erupção diz respeito à época em que os dentes permanentes irrompem (Tabela 1.2). A dentição mista se inicia por volta dos 6 ou 7 anos de idade, justamente com a irrupção de dentes suplementares, os primeiros molares permanentes. Muitas vezes, leigos os confundem com dentes decíduos, pois não há esfoliação de nenhum dente decíduo para que eles irrompam. Eles se posicionam distalmente aos segundos molares decíduos, em ambas as arcadas. Geralmente, os primeiros molares inferiores antecipam-se aos superiores.

Quase que ao mesmo tempo, há a esfoliação dos incisivos centrais decíduos, que serão substituídos pelos incisivos centrais permanentes, com os inferiores antecedendo os superiores (Fig. 1.22A).

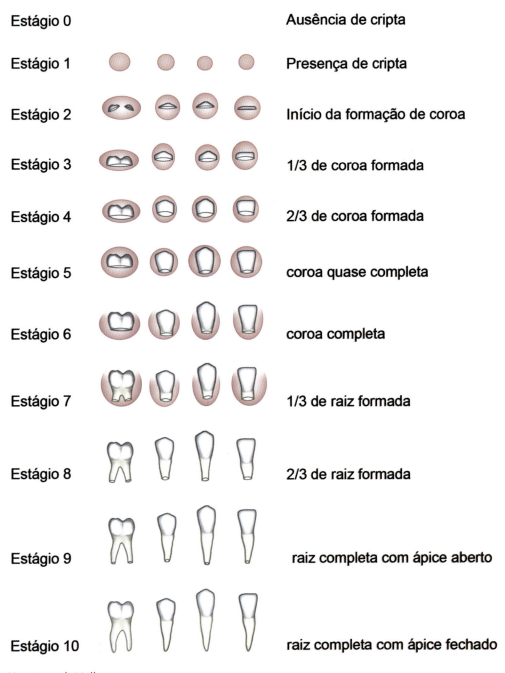

Estágio 0		Ausência de cripta
Estágio 1		Presença de cripta
Estágio 2		Início da formação de coroa
Estágio 3		1/3 de coroa formada
Estágio 4		2/3 de coroa formada
Estágio 5		coroa quase completa
Estágio 6		coroa completa
Estágio 7		1/3 de raiz formada
Estágio 8		2/3 de raiz formada
Estágio 9		raiz completa com ápice aberto
Estágio 10		raiz completa com ápice fechado

Fig. 1.20 Os 10 estágios de Nolla.

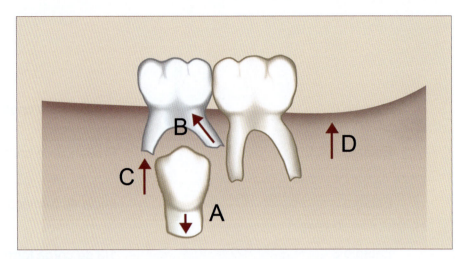

Fig. 1.21 Os 4 fatores que são responsáveis pela erupção dos dentes sucessores: (**A**) Alongamento da raiz do dente permanente; (**B**) Reabsorção do dente decíduo; (**C**) Movimento do dente permanente através do osso; e (**D**) Crescimento em altura do processo alveolar. (Ilustração baseada em Moyers, 1991.)

Tabela 1.2 *Cronologia de erupção (em anos) dos dentes permanentes*

Dente	1º M sup. e inf.	IC sup. e inf.	IL sup. e inf.	C inf.	1º PM sup.	1º PM inf.	2º PM sup.	2º PM inf.	C sup.
Cronologia de erupção (em anos)	6 a 7	6 a 7	7 a 8	9 a 10	10 a 11	10,5 a 11,5	10,5 a 11,5	11 a 12	11,5 a 12,5

Por volta dos 7 ou 8 anos de idade, trocam-se os incisivos laterais decíduos, que são substituídos pelos dentes permanentes de mesmo nome. Da mesma maneira, os inferiores normalmente irrompem antes dos superiores (Fig. 1.22B e C).

Aos 9 ou 10 anos, irrompem os caninos permanentes inferiores. Esses dentes não são seguidos pelos seus homônimos superiores. Os caninos permanentes superiores irrompem mais tarde.

Os primeiros e segundos molares decíduos são substituídos pelos primeiros e segundos pré-molares. Entre os 10 e 11 anos de idade, irrompem os primeiros pré-molares superiores, enquanto os primeiros pré-molares inferiores irrompem ao redor dos 11 anos de idade. Na mesma época irrompem os segundos pré-molares superiores (Fig. 1.22D), seguidos pelos segundos pré-molares inferiores, que surgem apenas aos 11 ou 12 anos de idade.

Ao redor dos 12 anos, irrompem os caninos permanentes superiores (Fig. 1.22E), finalizando, assim, a dentição mista.

Seqüência de Erupção

A seqüência de erupção é a ordem em que os dentes irrompem e, para alguns autores, é mais importante do que a cronologia.

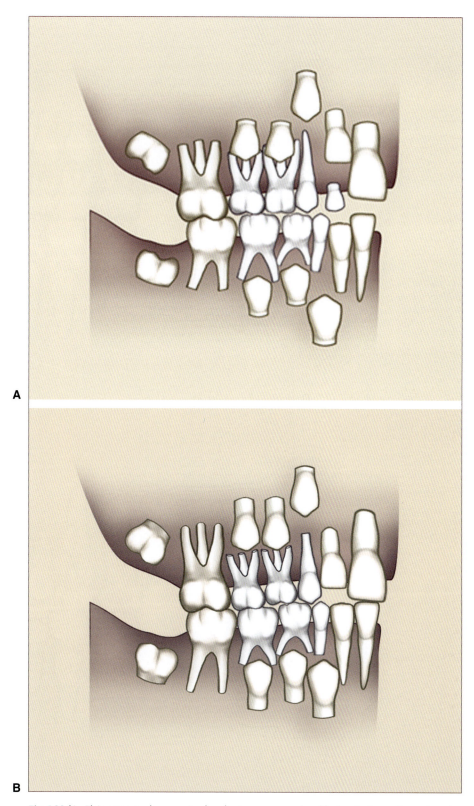

Fig. 1.22 (**A–E**) Seqüência de erupção dos dentes permanentes. (Ilustração baseada em Ferreira, 2004.)

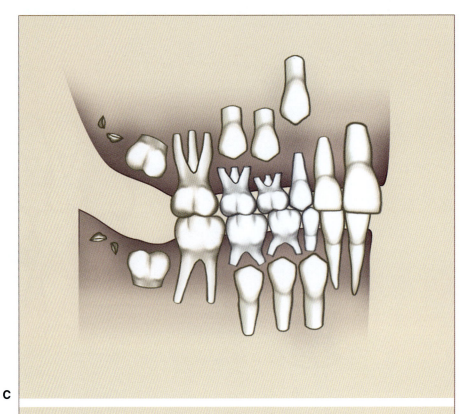

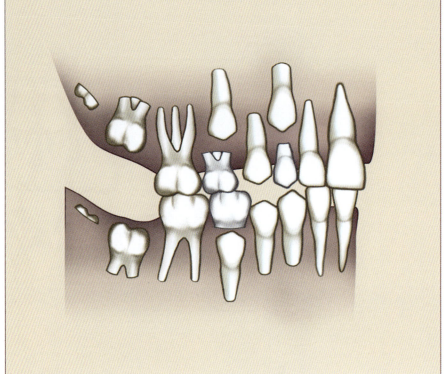

Fig. 1.22 (C–D) Continuação.

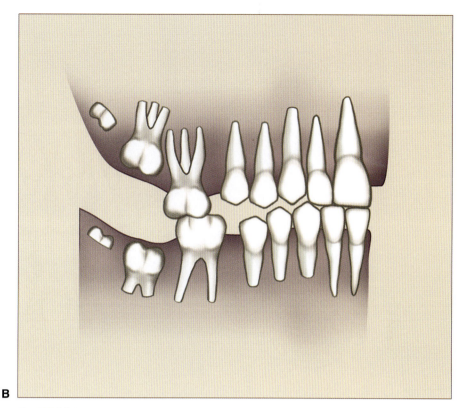

Fig. 1.22 (E) Continuação.

Em um estudo de 1953, Lo e Moyers determinaram a seqüência de erupção mais freqüente. Dezoito diferentes seqüências foram observadas na maxila e 17 na mandíbula. Na maxila, a seqüência mais comum foi **6, 1, 2, 4, 5 e 3**, que apareceu em 48,72% dos casos. Na mandíbula foi **6, 1, 2, 3, 4 e 5**, encontrada em 45,77% dos casos. Essa combinação de seqüências foi a mais freqüentemente observada (31,78% de todos os casos) e apresentou a maior percentagem de oclusões de classe I. Nenhuma diferença quanto ao sexo foi observada.

A importância de a dentição obedecer a uma seqüência de erupção favorável está no fato de que certas seqüências tendem a diminuir o perímetro do arco, enquanto outras são favoráveis para a manutenção deste. Na maxila, a seqüência mais desfavorável é quando o segundo molar erupciona antes dos pré-molares e caninos. Em relação à mandíbula, a seqüência mais adversa é aquela na qual os caninos erupcionam posteriormente aos pré-molares ou quando os segundos molares erupcionam antes dos caninos ou pré-molares. Essas situações resultam em falta de espaço para o alinhamento dos dentes no arco.

Características Normais da Dentição Mista

Através da erupção dos primeiros molares permanentes, as curvas de Spee (Fig. 1.23) e de Wilson (Fig. 1.24) têm início, devido à sua inclinação axial

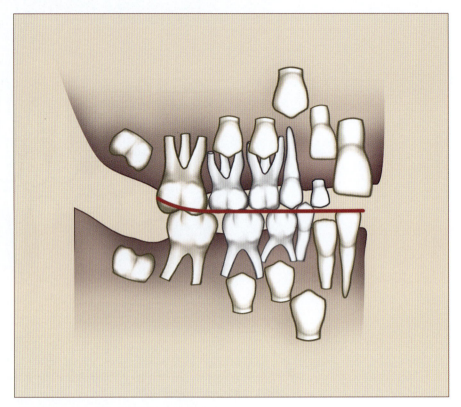

Fig. 1.23 Início da formação da curva de Spee.

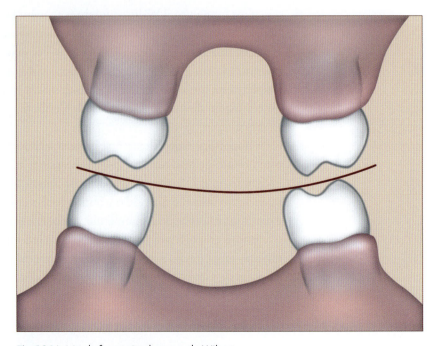

Fig. 1.24 Início da formação da curva de Wilson.

mesial e lingual, respectivamente. Essas curvas vão se definindo conforme a dentição se desenvolve.

A soma da largura dos dentes decíduos anteriores é menor do que a soma da largura dos seus sucessores permanentes (Fig. 1.25). O espaço para o alinhamento dos incisivos superiores é alcançado através da utilização dos espaços primatas e fisiológicos, do aumento da distância intercanino além da inclinação e erupção vestibular dos incisivos superiores, o que aumenta o perímetro do arco, gerando novos espaços. O espaço para o alinhamento dos incisivos inferiores pode ser obtido da mesma forma em que é obtido no arco superior, porém eles irrompem por lingual, sendo um fator que dificulta o alinhamento desses dentes. Todavia, espaço pode ser obtido também através da utilização de um espaço denominado "Espaço Livre de Nance" ou "*Leeway Space*", que será descrito adiante, neste mesmo capítulo.

A largura dos arcos também sofre modificação, sendo o aumento do arco superior maior que o do arco inferior. Isso ocorre porque a largura dos arcos é dependente do crescimento alveolar vertical. Como o processo alveolar superior cresce de maneira divergente, enquanto o inferior se desenvolve de maneira mais paralela, o aumento em largura do arco superior é maior do que o do seu antagonista (Fig. 1.26).

No princípio da dentição mista, pode-se observar um remodelamento significativo da articulação têmporo-mandibular. A profundidade da fossa aumenta e a anatomia do côndilo, fossa e eminência articular se modifica (Fig. 1.27).

O *overbite* e o *overjet* estão aumentados no início da dentição mista. Porém, com a erupção dos demais dentes posteriores, há um aumento da dimensão vertical e conseqüente diminuição do *overbite*. E, com o maior crescimento mandibular em relação ao maxilar, o *overjet* também tende a diminuir.

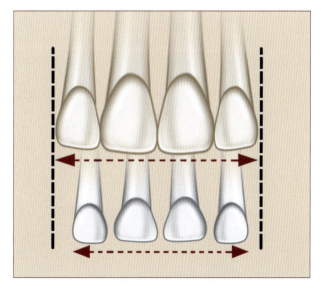

Fig. 1.25 Diferença entre o tamanho das coroas dos incisivos permanentes e decíduos. (Ilustração baseada em Ferreira, 2004.)

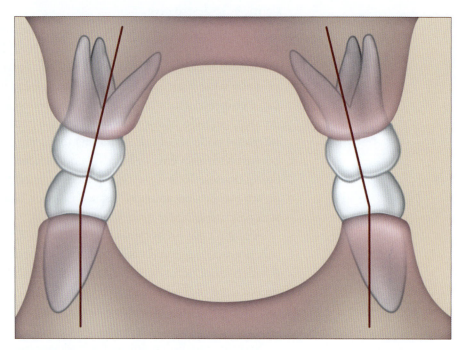

Fig. 1.26 Divergência dos processos alveolares superiores e paralelismos dos inferiores.

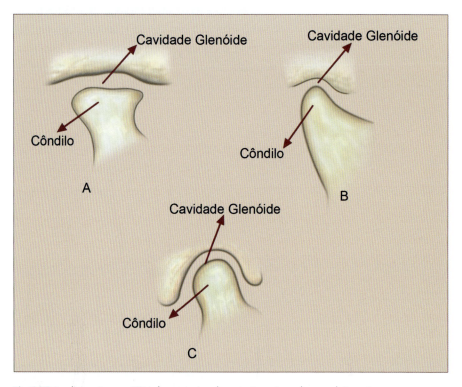

Fig. 1.27 As alterações na ATM decorrentes de crescimento e desenvolvimento.

Estabelecimento da Chave de Oclusão

O primeiro a descrever a "Chave de Oclusão" foi Angle, em 1899: a cúspide mésio-vestibular do primeiro molar superior permanente oclui no sulco ocluso-mésio-vestibular do primeiro molar inferior permanente, ou seja, quando os primeiros molares permanentes estiverem em relação de Classe I (Fig. 1.28). A obtenção da chave de oclusão do primeiro molar permanente é dependente da localização das faces distais dos segundos molares decíduos, pois elas são os guias para o posicionamento dos primeiros molares permanentes.

Cada tipo de plano terminal dos segundos molares decíduos influenciará na relação entre os primeiros molares permanentes:

– **Plano terminal degrau distal**: guia os primeiros molares permanentes para uma relação de Classe II (Fig. 1.29).

– **Plano terminal degrau mesial**: pode guiar os primeiros molares permanentes para uma relação de Classe I ou evoluir para uma Classe III, dependendo do tipo de crescimento. Se houver crescimento maxilar e mandibular equilibrado, o resultado será uma relação de Classe I (Fig. 1.30A). Porém, se houver um maior crescimento mandibular e/ou um menor crescimento maxilar, a conseqüência será uma relação de Classe III (Fig. 1.30B).

– **Plano terminal reto**: esse plano terminal pode ter diversas conseqüências. Se houver um menor crescimento mandibular e/ou um maior crescimento maxilar, o plano terminal reto poderá resultar em uma relação de Classe II na dentição permanente (Fig. 1.31A). Entretanto, ele pode guiar os primeiros molares permanentes para uma relação de topo a

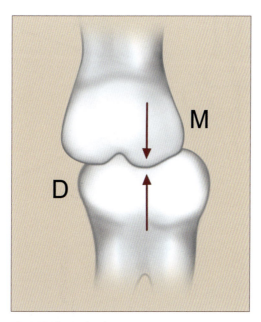

Fig. 1.28 Chave de olcusão.

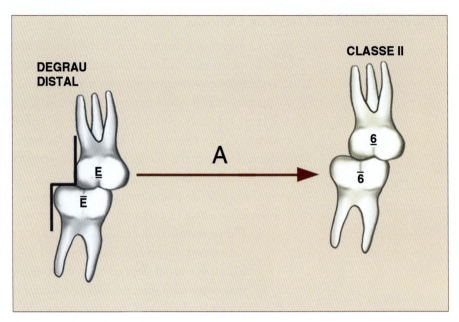

Fig. 1.29 O plano terminal degrau distal resultará sempre em uma relação de classe II.

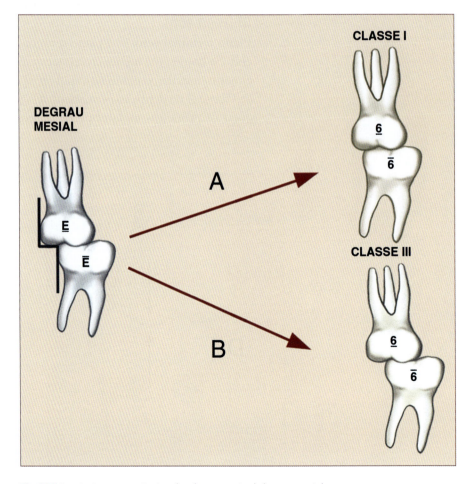

Fig. 1.30 Possíveis conseqüências do plano terminal degrau mesial.

topo, que pode permanecer assim na dentição permanente (Fig. 1.31B) ou pode evoluir para uma relação de Classe I pelo deslocamento mesial tardio dos primeiros molares permanentes inferiores após a esfoliação dos segundos molares decíduos inferiores e/ou pelo maior crescimento mandibular (Fig. 1.31C). Normalmente, o plano terminal reto guia os primeiros molares permanentes para uma relação de Classe I sem passar pela relação de topo a topo (Fig. 1.31D).

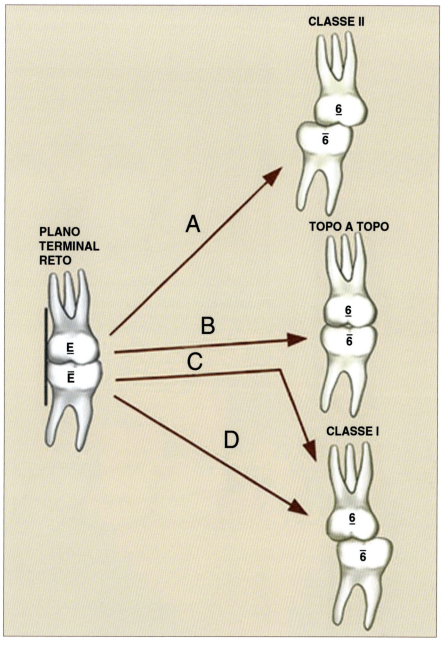

Fig. 1.31 Possíveis conseqüências do plano terminal reto.

Fase do "Patinho Feio"

Esse é um período normal característico da dentição mista em que o posicionamento fisiológico dos dentes é muitas vezes confundido com uma maloclusão. Foi descrito por Broadbent da seguinte forma: (1) inclinação axial labial exagerada dos incisivos superiores; (2) inclinação axial distal dos incisivos superiores; (3) diastemas entre os incisivos superiores; e (4) sobremordida exagerada (Figs. 1.32 e 1.33).

A fase do patinho feio tem início ao redor dos 8 anos de idade e desaparece por volta dos 14 anos. Essa aparente maloclusão é parte do desenvolvimento da dentição e apresenta a possibilidade de auto-correção com a erupção dos caninos permanentes superiores, que eliminará a inclinação axial distal exagerada dos

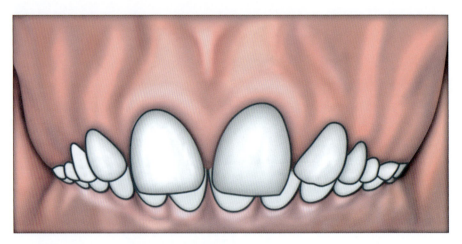

Fig. 1.32 Fase do "patinho feio" (vista frontal).

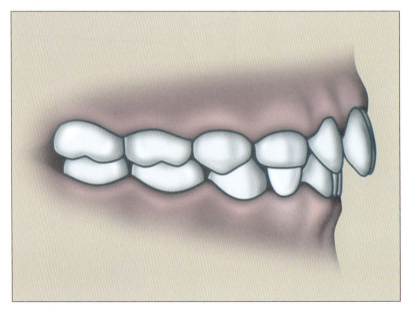

Fig. 1.33 Fase do "patinho feio" (vista lateral).

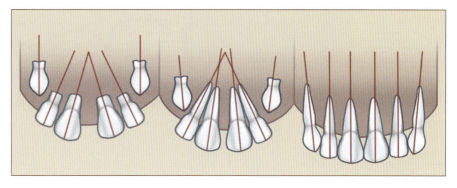

Fig. 1.34 Melhora na posição dos incisivos superiores com a erupção do canino permanente.

incisivos e os diastemas (Fig. 1.34), e com a erupção dos demais dentes posteriores, que normalizará a sobremordida e a inclinação vestibular exageradas.

Espaço Livre de Nance (Leeway Space)

A soma da distância mésio-distal de canino e molares decíduos de um lado é maior que a soma da distância mésio-distal de canino permanente e pré-molares desse mesmo lado. A diferença entre essas medidas denomina-se Espaço Livre de Nance ou *Leeway Space*. Essa diferença é, em média, de 0,9 mm de cada lado no arco superior e de 1,7 mm de cada lado no arco inferior (Figs. 1.35 e 1.36).

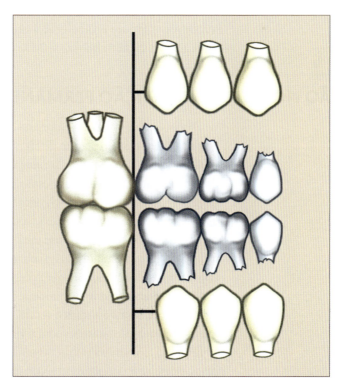

Fig. 1.35 *Leeway Space* nos arcos superior (0,9 mm) e inferior (1,7 mm). (Ilustração baseada em Ferreira, 2004.)

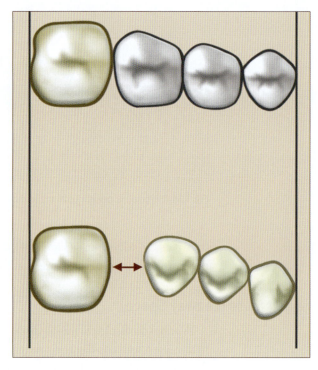

Fig. 1.36 *Leeway Space* no arco inferior (vista oclusal). (Ilustração baseada em Ferreira, 2004.)

Os molares que erupcionam de topo utilizam, em 76% dos casos, o *Leeway Space* com a migração mesial fisiológica dos primeiros molares permanentes inferiores, a fim de estabelecer a chave de oclusão, com auxílio também do crescimento da mandíbula.

OCLUSÃO NORMAL NA DENTIÇÃO PERMANENTE

O conceito de oclusão normal na dentição permanente tem sido apresentado por diferentes autores em diferentes épocas. Em 1907, Angle definiu oclusão dentária normal como "a relação normal dos planos inclinados oclusais dos dentes quando as arcadas estão cerradas".

Strang apresentou, em 1943, uma definição histórica para a oclusão normal e que abrangia toda a sua complexidade. Segundo ele: "oclusão normal é um complexo estrutural constituído fundamentalmente de dentes e ossos maxilares caracterizados pela relação normal dos chamados planos inclinados dos dentes, que se encontram situados individual e coletivamente em harmonia arquitetônica com seus ossos basais e anatomia craniana, apresentando pontos de contatos proximais e inclinações axiais corretas e tendo associado, a ele: crescimento, desenvolvimento e correlação normais com todos os tecidos e estruturas adjacentes".

Em 1972, Andrews publicou um estudo no qual foram avaliados 120 modelos de oclusão permanente considerados esteticamente agradáveis e sem necessidade de tratamento ortodôntico. Avaliando a posição dos dentes e a relação entre eles, Andrews verificou seis características significantes, comuns à maioria dos modelos, que foram denominadas "As Seis Chaves de Oclusão Normal", descritas adiante.

Como se pode ver, deve existir um equilíbrio funcional de todo sistema estomatognático. Qualquer alteração patológica irá resultar em desarranjo e falta de harmonia total ou em parte dos componentes desse sistema.

Seqüência de Erupção

A dentição mista termina com a esfoliação do último dente decíduo, que, normalmente, é o canino superior. Nesse momento, estão presentes apenas dentes permanentes, porém a dentição permanente ainda não se encontra completa, pois ainda faltam irromper os segundos e terceiros molares permanentes.

Como para os demais dentes, os segundos molares inferiores também tendem a irromper antes dos superiores, por volta dos 12 a 15 anos (Figs. 1.37A e B). Nessa fase, o comprimento do arco pode diminuir em conseqüência da pressão mesial exercida pelos segundos molares e pela migração mesial fisiológica dos primeiros molares permanentes.

Os terceiros molares são os últimos dentes a irromperem, completando, assim, a dentição permanente (Fig. 1.37C). Porém, é muito comum deparar com um paciente cujos terceiros molares estão congenitamente ausentes.

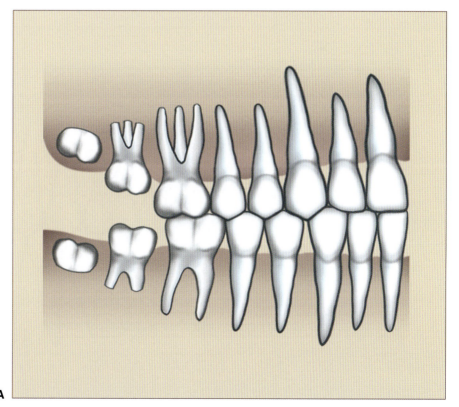

A

Fig. 1.37 (A–C) Seqüência de erupção de segundos e terceiros molares permanentes. (Ilustração baseada em Ferreira, 2004.)

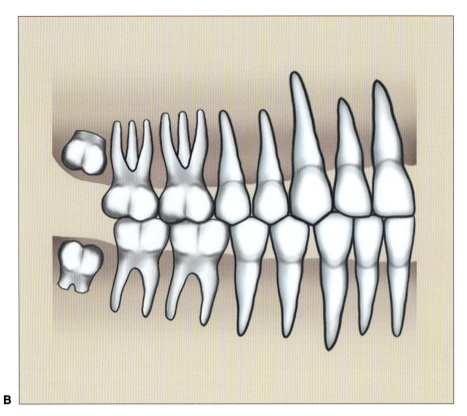

B

Fig. 1.37 (B) Continuação.

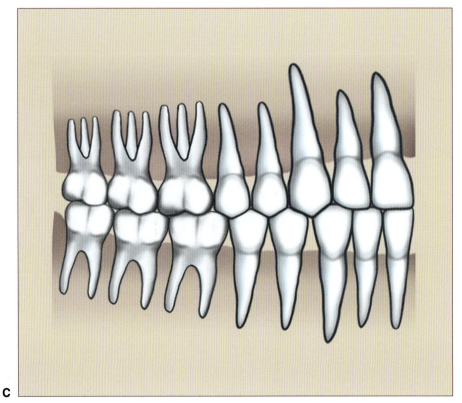

C

Fig. 1.37 (C) Continuação.

Características Normais da Dentição Permanente

A dentição permanente completa é composta por 32 dentes (16 superiores e 16 inferiores), sendo divididos em 8 incisivos, 4 caninos, 8 pré-molares e 12 molares.

O tamanho dos dentes é variável, assim como o das estruturas ósseas faciais onde eles estão inseridos, e, por isso, freqüentemente são encontradas desarmonias entre o tamanho dos dentes e o de suas bases ósseas, podendo resultar em maloclusões. Quando discrepâncias no tamanho da coroa estiverem presentes, o alinhamento preciso dos dentes e uma intercuspidação posterior de qualidade não são atingidos. Não apenas uma única discrepância no tamanho do dente pode ser impertinente, mas o acúmulo de pequenas diferenças por todo o arco pode produzir dificuldades na obtenção de uma oclusão normal.

A dentição permanente normal apresenta curvas de compensação, denominadas curva de Spee e curva de Wilson. Pode-se observar a curva de Spee em uma vista lateral das arcadas em oclusão, ao se imaginar uma união entre as pontas de cúspides vestibulares dos dentes posteriores. Apresenta-se côncava na mandíbula e convexa na maxila, resultado de inclinações gradativas mesiais dos dentes inferiores e distais dos dentes superiores (Fig. 1.38). A curva de Wilson é uma curva no sentido transverso que pode ser visualizada pela união imaginária entre as pontas de cúspides vestibulares e linguais dos

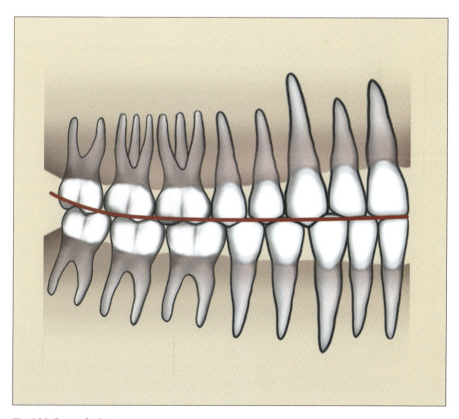

Fig. 1.38 Curva de Spee.

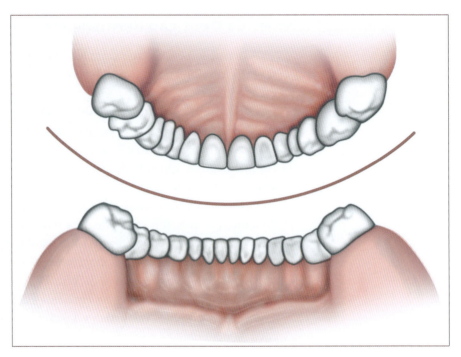

Fig. 1.39 Curva de Wilson.

dentes posteriores de cada lado do arco (Fig. 1.39). É o resultado de inclinações lingual dos dentes posteriores inferiores e vestibular dos dentes posteriores superiores.

Na oclusão permanente normal, o *overbite* é considerado normal quando os incisivos superiores cobrem 1/3 da coroa dos incisivos inferiores e o *overjet* normal pode variar entre 1 e 3 mm.

A forma dos arcos dentários na dentição permanente varia de acordo com a forma e o tipo facial, acompanhando-o (Fig. 1.40). Em indivíduos braquicéfalos, nos quais o crescimento horizontal predomina sobre o vertical e a face é curta, larga e achatada, o arco também apresenta essas características, sendo, portanto, mais quadrático, largo e curto. Nos indivíduos mesocefálicos, nos quais há um equilíbrio entre os crescimentos horizontal e vertical, o arco tem forma parabólica. Já em indivíduos dolicefálicos, nos quais o crescimento vertical é predominante sobre o horizontal, o arco dentário é mais estreito, longo e elíptico. O sucesso do tratamento ortodôntico depende, em parte, do respeito e manutenção da forma original dos arcos dentários.

Numa oclusão permanente normal, "As Seis Chaves de Oclusão Normal" descritas por Andrews também devem estar presentes. A primeira chave é a **relação molar**. Para Andrews, os primeiros molares superiores permanentes devem apresentar três pontos de contato evidentes com os seus antagonistas. A superfície distal da crista marginal distal do primeiro molar superior contacta e oclui com a superfície mesial da crista marginal mesial do segundo molar inferior; a cúspide mésio-vestibular do primeiro molar superior oclui no sulco entre a cúspide mésio-vestibular e a mediana do primeiro molar inferior; e a

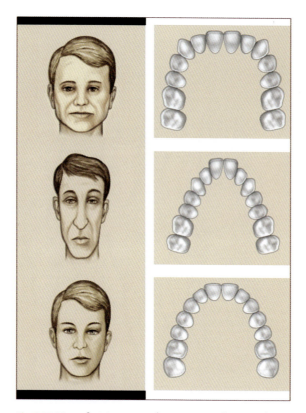

Fig. 1.40 Tipos faciais e suas relações com o formato da arcada.

cúspide mésio-palatina do primeiro molar superior adapta-se à fossa central do primeiro molar inferior (Figs. 1.41 e 1.42).

A segunda chave é a **angulação das coroas**. Segundo o autor, a porção cervical do longo eixo de cada coroa encontra-se distalmente à sua porção oclusal (incisal), variando de intensidade de acordo com cada tipo de dente (Fig. 1.43).

A terceira chave é a **inclinação das coroas**, avaliada no sentido vestíbulo-lingual. Nos modelos analisados, a porção cervical do longo eixo da coroa dos incisivos superiores encontra-se por lingual à superfície incisal, aumentando a inclinação lingual progressivamente na região posterior (Fig. 1.44).

A quarta chave são as **rotações**. Essa é a chave que não deve estar presente na oclusão normal; portanto, não deve haver rotações dentárias indesejáveis (Fig. 1.45).

A quinta chave são os **contatos interproximais**. Todos os dentes devem apresentar contatos interproximais, não havendo espaços entre os dentes (Fig. 1.46).

A sexta e última chave é a **curva de Spee**. Segundo Andrews, a curva de Spee numa oclusão normal deveria apresentar-se plana ou suave. Nos modelos avaliados pelo autor, a maior profundidade da curva de Spee medida da cúspide mais proeminente do segundo molar ao incisivo central inferior foi de 1,5 mm (Fig. 1.47).

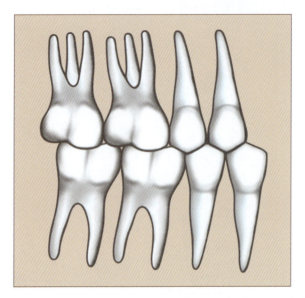

Fig. 1.41 Primeira chave de oclusão: relação molar (vista vestibular).

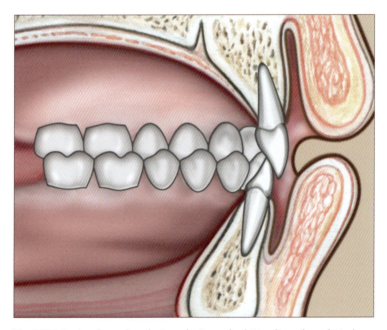

Fig. 1.42 Primeira chave de oclusão: relação molar (vistas lingual e palatina).

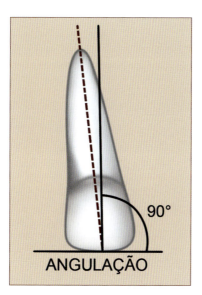

Fig. 1.43 Segunda chave de oclusão: angulação. (Ilustração baseada em Maltagliati *et al.*, 2006.)

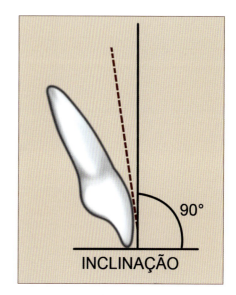

Fig. 1.44 Terceira chave de oclusão: inclinação. (Ilustração baseada em Maltagliati *et al.*, 2006.)

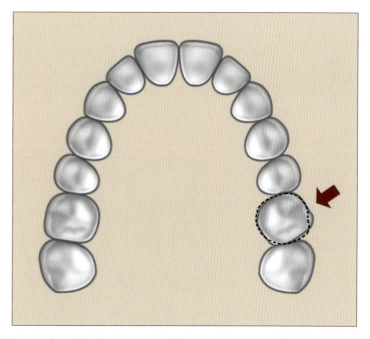

Fig. 1.45 Quarta chave de oclusão: rotação. (Ilustração baseada em Maltagliati *et al.*, 2006.)

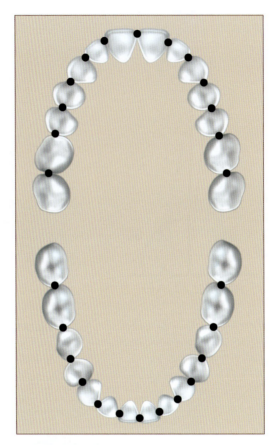

Fig. 1.46 Quinta chave de oclusão: contatos interproximais. (Ilustração baseada em Maltagliati *et al.*, 2006.)

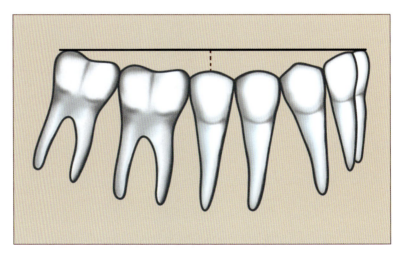

Fig. 1.47 Sexta chave de oclusão: curva de Spee.

BIBLIOGRAFIA SUGERIDA

Andrews LF. The six keys to normal occlusion. *Am J Orthod Dentofacial Orthop*, 1972; 62:296-309.

Angle EH. Classification of malocclusion. *Dent Cosmos*, 1899; 41:248-264.

Baume LJ. Physiological toothe migration and its significance for the development of occlusion. I the biogenetic course of the deciduos dentitions. *J Dent Res*, 1950; 29:123-132.

Bishara SE. *Ortodontia*. 1ª ed. São Paulo: Livraria Santos, 2004: 593.

Broadbent BH. Ontogenic development of occlusion. *Angle Orthod*, 1941; 41:223-241.

Ferreira FV. *Ortodontia: Diagnóstico e Planejamento Clínico*. 6ª ed. São Paulo: Artes Médicas, 2004: 553.

Graber TM, Vanarsdall RL Jr. *Ortodontia: – Princípios e Técnicas Atuais*. 3ª ed. Rio de Janeiro: Guanabara Koogan, 2002: 936.

Guedes-Pinto AC. *Odontopediatria*. 7ª ed. São Paulo: Santos, 2003: 970.

Interlandi S. *Ortodontia: Bases para a Iniciação*. 5ª ed. São Paulo: Artes Médicas, 2002: 615.

Lo RT, Moyers RE. Studies in the etiology and prevention of malocclusion. I. The sequence of eruption of the permanent dentition. *Am J Orthod*, 1953; 39:460.

Maltagliati *et al*. Avaliação da prevalência das seis chaves de oclusão de Andrews, em jovens brasileiros com oclusão normal natural. *R Dental Press Ortodon Ortop Facial*, 2006; 11:99-106.

Moyers RE. *Ortodontia*. 4ª ed. Rio de Janeiro: Guanabara Koogan, 1991: 483.

Nance HN. Diagnosis and treatment in the permanent dentition. *Am J Orthod*, 1947; 33:253-300.

Nolla ACM. The Development of the permanent teeth. *J Dent Child*, 1960; 211:1263-1264.

Proffit WR, Fields HW Jr. *Ortodontia Contemporânea*. 3ª ed. Rio de Janeiro: Guanabara Koogan, 2002: 720.

Van Der Linden FPGM. *Ortodontia: Desenvolvimento da Dentição*. 1ª ed. São Paulo: Santos, 1986: 206.

Walter LRF, Ferelle A, Issao M. *Odontologia para o Bebê*. 2ª ed. São Paulo: Artes Médicas, 1996: 246.

CAPÍTULO 2

Reconhecendo a Maloclusão Dentária e Esquelética

Mariana Martins e Martins

Marco Antonio de Oliveira Almeida

A partir do conhecimento dos conceitos da oclusão normal, é possível identificar qualquer desvio da normalidade, diagnosticando, dessa forma, a maloclusão. Esta pode ter origem dentária, quando a má posição está restrita aos dentes, ou origem esquelética, quando a maloclusão for decorrente de qualquer desvio do crescimento ósseo.

Os sistemas de classificação de maloclusão agrupam casos semelhantes para facilitar a comunicação entre os profissionais e orientar o plano de tratamento. Porém, quando esses sistemas são práticos e simples, eles passam uma idéia muito simplista da maloclusão. Ou, quando se tenta abordar a maloclusão de uma forma mais completa, eles perdem a qualidade principal de serem aceitos e utilizados por um grande número de profissionais, perdendo então o poder de comunicação.

Muitos sistemas foram propostos, porém somente alguns conseguiram equilibrar essas vantagens e desvantagens e permanecem em uso nos dias atuais. São eles as classificações de Lischer e de Angle.

SISTEMA DE CLASSIFICAÇÃO DE LISCHER

Lischer propôs essa classificação em 1915. Inicialmente era uma classificação mais completa, porém confusa. Avaliava não só as más posições individuais, mas também as relações anormais das arcadas e má posição da maxila e mandíbula. Para simplificá-la e torná-la difundida no meio ortodôntico, passou-se a utilizar apenas a classificação das más posições individuais. Essa classificação consiste em adicionar o sufixo versão às palavras que indicam a direção do movimento (Tabela 2.1 e Fig. 2.1). Todos os termos dessa classificação são familiares, apenas a transversão pode gerar dúvidas. Porém, nada mais é que a transposição, isto é, quando um dente erupciona trocando de posição com outro.

As vantagens dessa classificação simplificada são a facilidade de classificação e comunicação, além da possibilidade de incorporá-la a outras classificações. Sua desvantagem é ser puramente dentária, tendo um foco restrito.

Tabela 2.1 *Sistema de classificação de Lischer*

Classificação de Lischer	
Direção do movimento + sufixo versão	
mésio-versão	infraversão
disto-versão	supraversão
línguo-versão	giroversão
lábio-versão	transversão

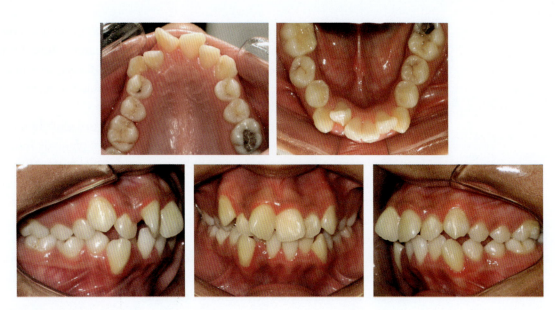

Fig. 2.1 Exemplo da classificação das más posições individuais de Lischer: 13: vestíbulo-versão e infraversão; 12: giroversão, 11 e 21; giroversão e disto-versão; 22: giroversão; 23: vestíbulo-versão e infraversão; 45: giroversão; 43: vestíbulo-versão e infraversão; 42: línguo-versão e giroversão; 41: giroversão; 32: línguo-versão; 33: vestíbulo-versão e infraversão.

SISTEMA DE CLASSIFICAÇÃO DE ANGLE

A classificação de Angle é muito antiga, tendo sido proposta em 1899. Porém, devido às suas vantagens, é utilizada até os dias atuais.

É utilizada apenas na dentição permanente e é baseada em três princípios básicos:

1. O corpo da mandíbula e seu correspondente arco dental devem ocupar, na anatomia craniana, uma posição normal mésio-distal;
2. Os primeiros molares superiores ocupam uma posição fixa e definida em relação à anatomia craniana;
3. Se há modificação na posição dos primeiros molares superiores, esta se evidencia pela mudança das inclinações axiais dos dentes desse mesmo arco, principalmente dos caninos.

Portanto, a classificação será baseada na posição do corpo da mandíbula e seu arco correspondente em relação ao primeiro molar superior, que, seguindo os princípios de Angle, possui uma posição fixa e definida com o crânio. Dessa forma, observa-se a posição do molar inferior em relação ao superior e classifica-se o caso dentro de três classes distintas:

Classe I

Todos os casos de maloclusão nos quais o corpo da mandíbula e a arcada dentária inferior estão em relação correta no sentido ântero-posterior (mésio-distal) com a anatomia craniana. Nesses casos, a cúspide mésio-vestibular

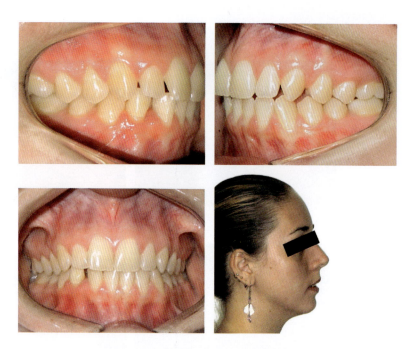

Fig. 2.2 Exemplo da maloclusão de classe I de Angle. Cúspide mésio-vestibular dos primeiros molares permanentes superiores ocluindo no sulco vestibular dos primeiros molares inferiores. A maloclusão se restringe a más posições individuais como mésio-versão do 23, diastemas superiores e inferiores e desvio da linha média inferior para esquerda. O perfil apresenta-se harmônico (reto).

dos primeiros molares permanentes superiores oclui no sulco vestibular dos primeiros molares permanentes inferiores (Fig. 2.2).

A maloclusão será decorrente de más posições individuais, diastemas, mordidas cruzadas, abertas ou profundas. De uma maneira geral, o perfil desses pacientes é reto, podendo apresentar variações decorrentes da posição dos incisivos.

Classe II

Todos os casos de maloclusão nos quais o corpo da mandíbula e a arcada dentária inferior estão em relação distal com a anatomia craniana. Nesses casos, a cúspide mésio-vestibular do primeiro molar permanente superior oclui entre a cúspide mésio-vestibular do primeiro molar permanente inferior e o segundo pré-molar.

Existem dois tipos distintos de classe II:

- 1ª DIVISÃO: Na qual os incisivos centrais e laterais superiores apresentam inclinação axial vestibular exagerada (Fig. 2.3).
- 2ª DIVISÃO: Na qual os incisivos centrais superiores apresentam inclinação axial vertical ou palatina (Fig. 2.4).

O perfil dos pacientes portadores de maloclusão classe II 1ª divisão geralmente se apresenta convexo (Fig. 2.3), enquanto os da 2ª divisão podem apre-

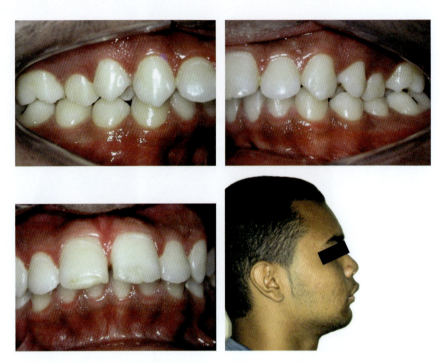

Fig. 2.3 Exemplo da classe II 1ª divisão de Angle. Cúspide mésio-vestibular dos primeiros molares permanentes superiores ocluindo entre primeiros molares inferiores e segundos pré-molares. Inclinação vestibular exagerada dos incisivos superiores. O perfil apresenta-se convexo, com o lábio superior bem à frente do inferior.

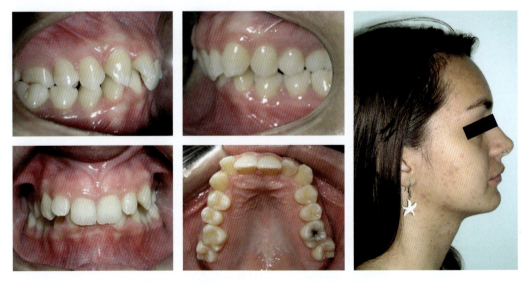

Fig. 2.4 Exemplo da classe II 2ª divisão de Angle. Cúspide mésio-vestibular dos primeiros molares permanentes superiores ocluindo entre primeiros molares inferiores e segundos pré-molares. Inclinação vestibular exagerada dos incisivos laterais superiores, porém os centrais superiores apresentam inclinação palatina. Sobremordida exagerada e presença de curva de Spee acentuada no arco inferior. O perfil apresenta-se harmônico.

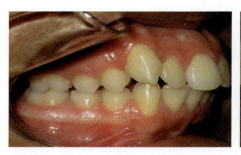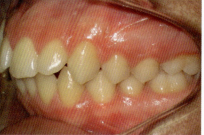

Fig. 2.5 Exemplo da classe II 1ª divisão subdivisão direita de Angle. Cúspide mésio-vestibular do primeiro molar permanente superior ocluindo entre primeiro molar e segundo pré-molar inferiores, no lado direito, e cúspide mésio-vestibular do primeiro molar permanente superior ocluindo no sulco vestibular do primeiro molar inferior, no lado esquerdo. Inclinação vestibular exagerada dos incisivos superiores.

sentar perfil reto e um bom equilíbrio muscular facial (Fig. 2.4). A 2ª divisão pode ainda apresentar tendência a sobremordida profunda, e o arco inferior pode apresentar curva de Spee acentuada.

Quando a classe II ocorre unilateralmente, indica-se o lado através da subdivisão (Fig. 2.5).

Classe III

Incluem-se todos os casos de maloclusão nos quais o corpo da mandíbula e a arcada dentária inferior estão em relação mesial com a anatomia craniana. Nesses casos, a cúspide mésio-vestibular do primeiro molar permanente superior oclui entre o primeiro e o segundo molar permanente inferior (Fig. 2.6).

De uma maneira geral, o perfil desses pacientes é côncavo (Fig. 2.7).

Quando a classe III ocorre unilateralmente, indica-se o lado através da subdivisão (Fig. 2.7).

Dentre as vantagens da classificação de Angle estão a simplicidade, já que possui apenas três classes; a facilidade de comunicação; e a capacidade de orientar o plano de tratamento de acordo com as classes. As desvantagens são a limita-

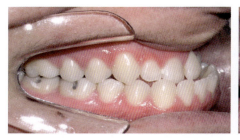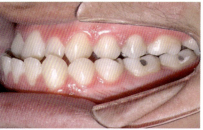

Fig. 2.6 Exemplo da classe III de Angle. Cúspide mésio-vestibular dos primeiros molares permanentes superiores ocluindo entre primeiros e segundos molares inferiores.

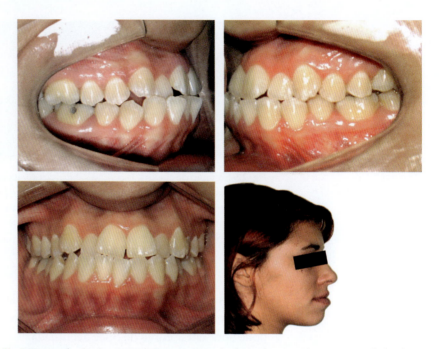

Fig. 2.7 Exemplo da classe III subdivisão esquerda de Angle. Cúspide mésio-vestibular do primeiro molar permanente superior esquerdo ocluindo entre primeiro e segundo molares inferiores esquerdos. Cúspide mésio-vestibular do primeiro molar permanente superior direito ocluindo no sulco vestibular do primeiro molar inferior direito. O perfil apresenta-se côncavo, com o lábio superior atrás do inferior.

ção do foco, já que classifica a maloclusão apenas no sentido ântero-posterior e é puramente dentária, e o ponto de partida da classificação, que considera o primeiro molar superior como ponto fixo em relação à base craniana.

As vantagens dessa classificação superam suas desvantagens, principalmente pelo seu poder de comunicação. Porém, deve ser vista dentro de suas limitações, e deve-se adicionar a essa classificação outros dados provenientes da documentação ortodôntica.

Desses sistemas de classificação, sem dúvida, o de Angle é o mais empregado, mesmo que ainda sejam utilizados alguns termos da classificação de Lischer, como giroversão, línguo-versão, vestíbulo-versão, infraversão ou supraversão.

PADRÃO ESQUELÉTICO

A classificação de Angle é puramente dentária; para classificar uma maloclusão esquelética, deve-se utilizar alguns conceitos desse sistema, porém aplicados ao padrão esquelético do paciente.

São necessários traçados cefalométricos elaborados a partir de radiografias cefalométricas laterais para avaliar a posição da maxila com a base do crânio (SNA), posição da mandíbula com a base do crânio (SNB) e a relação entre maxila e mandíbula (ANB) (Fig. 2.8).

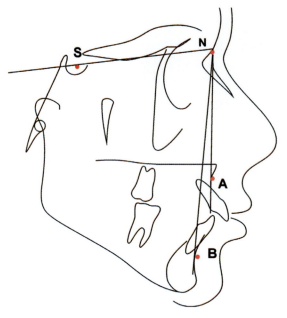

Ponto	Localização
S	Centro geométrico da sela túrcica
N	Ponto mais anterior da sutura fronto-nasal
A	Ponto mais posterior do contorno anterior da maxila
B	Ponto mais posterior do contorno anterior da mandíbula

Fig. 2.8 Cefalograma simplificado. Base craniana representada pelo plano SN. Posição da maxila com a base do crânio representada pelo ângulo SNA, posição da mandíbula com a base do crânio representada pelo ângulo SNB e relação entre maxila e mandíbula representada pelo ângulo ANB.

A partir dos valores encontrados, classifica-se o caso dentro dos padrões esqueléticos de classe I, classe II e classe III.

Classe I

Padrão característico do crescimento harmônico no qual tanto a maxila quanto a mandíbula apresentam-se em harmonia entre si (ANB) e com a base craniana (SNA e SNB) (Tabela 2.2). O perfil dos pacientes portadores desse padrão geralmente é reto (Fig. 2.9), podendo ocorrer variações em casos de biprotrusões dentárias e mordidas abertas, que tornam o perfil convexo, e em casos de sobremordida exagerada com comprometimento esquelético, que tornam o perfil mais côncavo.

Tabela 2.2 ◆ *Valores normais para a posição da maxila com a base do crânio (SNA), da mandíbula (SNB) e relação entre maxila e mandíbula (ANB)*

Valores Normais	
SNA	82°
SNB	80°
ANB	0° a 4,5°

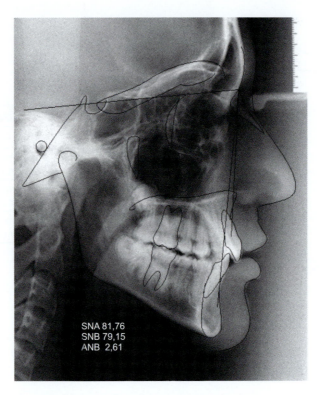

SNA 81,76
SNB 79,15
ANB 2,61

Fig. 2.9 Cefalograma do padrão esquelético de classe I.

Classe II

Padrão desarmônico de crescimento no qual não existe harmonia entre a posição da maxila e mandíbula entre si (ANB), podendo ocorrer protrusão maxilar (SNA > 82) e/ou retrusão mandibular (SNB < 80). Cefalometricamente, esse padrão se caracteriza por valores mais altos de ANB (ANB > 4) e o perfil geralmente se apresenta convexo (Fig. 2.10).

Classe III

Padrão desarmônico de crescimento no qual não existe harmonia entre a posição da maxila e mandíbula entre si (ANB), podendo ocorrer retrusão maxilar (SNA < 82) e/ou protrusão mandibular (SNB > 80). Cefalometricamente, esse padrão se caracteriza por valores negativos de ANB (ANB < 0) e o perfil geralmente se apresenta côncavo (Fig. 2.11).

Não se pode esquecer que a classificação de Angle e a dos padrões esqueléticos avaliam a maloclusão apenas no sentido ântero-posterior. O sentido transverso, em que são diagnosticadas as mordidas cruzadas posteriores e as assimetrias ósseas, e o sentido vertical, em que são detectadas as mordidas abertas e as sobremordidas profundas, não foram incluídos nesses sistemas. Portanto, a maloclusão é bem mais complexa que os

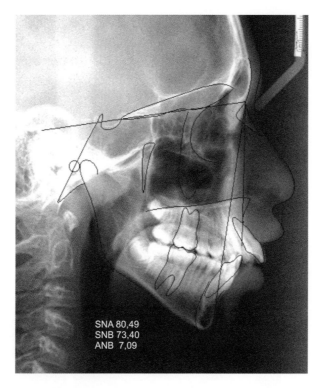

SNA 80,49
SNB 73,40
ANB 7,09

Fig. 2.10 Cefalograma do padrão esquelético de classe II.

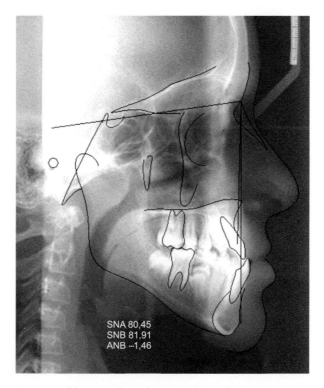

SNA 80,45
SNB 81,91
ANB −1,46

Fig. 2.11 Cefalograma do padrão esquelético de classe III.

sistemas de classificação e muito mais dinâmica do que inicialmente se pode observar. Uma maloclusão pode primariamente ser dentária e, com o crescimento, tornar-se esquelética, ou até apresentar, ao mesmo tempo, um envolvimento ósseo e outro dentário, bem como envolver mais de um plano dimensional.

Ademais, esses sistemas estão baseados em exames clínicos, análises de modelos e avaliações de radiografias cefalométricas laterais, e hoje já estão acessíveis exames complementares mais elaborados que permitem uma visão mais detalhada e abrangente de todo o complexo crânio-facial, como a tomografia computadorizada volumétrica (Fig. 2.12) e os modelos tridimensionais obtidos de qualquer parte do esqueleto facial, a partir da prototipagem (Fig. 2.13). Esses recursos permitem uma visão tridimensional da maloclusão, além de possuírem maior acuidade de diagnóstico.

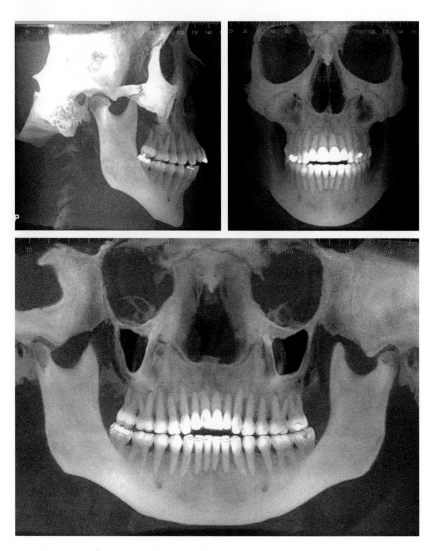

Fig. 2.12 Tomografia computadorizada volumétrica.

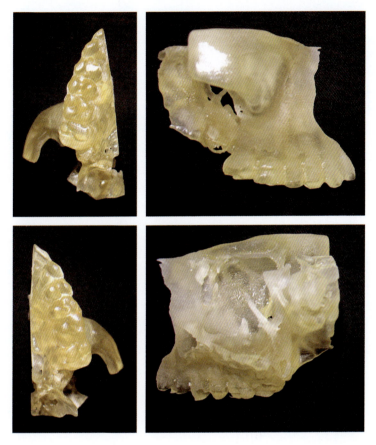

Fig. 2.13 Prototipagem realizada a partir de tomografia computadorizada.

BIBLIOGRAFIA SUGERIDA

Angle EH. Classification of malocclusion. *Dent Cosmos*, 1899; 248-64.

Bjerklin K, Ericson S. How a computerized tomography examination changed the treatment plans of 80 children with retained and ectopcally positioned maxillary canines. *Angle Orthod*, 2006; 76:43-51.

Lischer BE. *Principles and Methods of Orthodontics*. Philadelphia: Lea & Febiger, 1912.

Moyers RE. *Ortodontia*. 4ª ed. Rio de Janeiro: Guanabara Koogan, 1991.

Nakajima A, Sameshima GT, Arai Y, Homme Y, Shimizu N, Dougherty Sr H. Two- and three dimensional orthodontic imaging using limited Cone-Bean computed tomography. *Angle Orthod*, 2005; 75:895-903.

Proffit WR, Fields Jr HM. Ortodontia contemporânea. 2ª ed. Rio de Janeiro: Guanabara Koogan, 1995.

CAPÍTULO 3

Fatores Etiológicos das Maloclusões

Cristiane Canavarro

Cátia Cardoso Abdo Quintão

Segundo o dicionário *Novo Aurélio*, etiologia pode ser definida como: "1. Estudo sobre a origem das coisas. 2. Parte da medicina que trata da origem das doenças."

Maloclusão é o termo utilizado para designar qualquer desvio da oclusão dentária normal, sendo conseqüência de alterações do complexo dento-esquelético-muscular facial.

A investigação quanto às possíveis etiologias de alguns tipos de maloclusões é de fundamental importância para um diagnóstico preciso, favorecendo a elaboração de um plano de tratamento eficaz e adequado ao caso avaliado. No entanto, essa abordagem pode ser desafiadora, pois pouco se sabe em relação às causas iniciais de determinadas deformidades dento-faciais, e muitas maloclusões que parecem similares e são classificadas de modo semelhante não têm o mesmo padrão etiológico. Além disso, diversos processos e estruturas estão envolvidos no desenvolvimento normal da oclusão e, muitas vezes, a associação de fatores hereditários e ambientais impossibilita o correto diagnóstico.

Os fatores etiológicos podem ser classificados em extrínsecos ou gerais e intrínsecos ou locais. Os extrínsecos representam alterações relacionadas a condições ambientais e gerais do indivíduo, enquanto os intrínsecos estão relacionados a alterações locais específicas da cavidade bucal. Os fatores etiológicos de maloclusões, extrínsecos e intrínsecos, podem ser conseqüência de características hereditárias, influência do meio ou da associação de ambos (Tabela 3.1).

Tabela 3.1 *Divisão esquemática quanto à origem de fatores etiológicos da maloclusão*

	Origem	Extrínsecos	Intrínsecos
FATORES ETIOLÓGICOS	Hereditária	Padrão de crescimento	Anomalias de número de dentes
		Tipo facial	Anomalias de tamanho dos dentes
		Raça	
		Doenças genéticas	Anomalias de forma dos dentes
	Hereditária e/ou ambiental	Deformidades congênitas	Fatores causadores de diastemas interincisais
			Retenção prolongada dos dentes decíduos
			Erupção tardia dos dentes permanentes
			Via de erupção anormal
			Anquilose
	Ambiental	Influência pré-natal	Perda prematura dos dentes decíduos
			Cáries dentárias
		Influência pós-natal	Restaurações dentárias inadequadas

FATORES EXTRÍNSECOS DE MALOCLUSÕES

São considerados como fatores gerais, que repercutem na cavidade bucal. Normalmente agem a distância, sendo mais difíceis de serem controlados pelo odontólogo ou cirurgião-dentista.

Hereditariedade

Crescimento e desenvolvimento da face estão intimamente relacionados à oclusão dentária e têm forte influência hereditária. O padrão normal de crescimento facial determina relações esqueléticas harmônicas, favorecendo o estabelecimento da chave de oclusão de molar. Alterações esqueléticas, como deficiência mandibular e/ou protrusão maxilar, podem acarretar maloclusão do tipo classe II, assim como a protrusão mandibular e/ou retrusão maxilar podem gerar maloclusões de classe III, uma das alterações com componente hereditário mais forte.

A influência genética dos tipos faciais também pode ser observada, sendo, por vezes, fácil reconhecer visualmente certas tendências familiares (Fig. 3.1). Indivíduos dolicocéfalos ("face longa" e crânio estreito no sentido transversal) apresentam crescimento vertical com tendência à mordida aberta pela divergência dos planos oclusal e mandibular. Já indivíduos braquicéfalos ("face arredondada" e crânio largo no sentido transversal) apresentam características inversas às citadas anteriormente, com tendência a sobremordida exagerada e arcos com formato parabólico ou quadrático (Fig. 3.2).

A influência racial hereditária também é importante, visto que quanto mais homogênea é a raça, menor é o índice de maloclusão. A miscigenação das raças aumenta a freqüência de discrepância entre o tamanho dos maxila-

A **B**

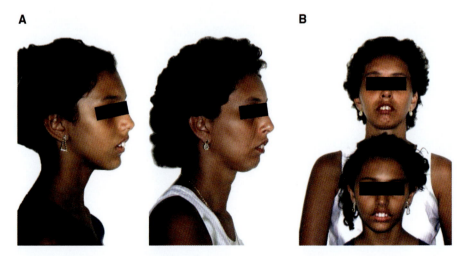

Fig. 3.1 Fotografias nas quais pode ser observada a semelhança do padrão facial entre mãe e filha. (**A**) Vista de perfil; (**B**) vista frontal.

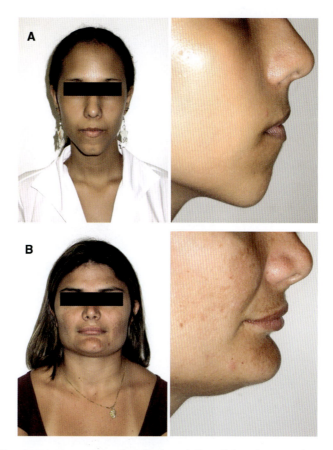

Fig. 3.2 (A) Face longa característica de indivíduos dolicocéfalos: observe a abertura do plano mandibular. **(B)** Face quadrática característica de indivíduos braquicéfalos: observe o plano mandibular fechado.

res e dos dentes. Existem padrões raciais diversos com diferentes padrões de normalidade ou maloclusões características. Em indivíduos melanodermas, freqüentemente é observada relação de classe I com biprotrusão dentária; em leucodermas com ascendência européia, existe a associação com a classe II; e, em indivíduos de origem asiática, com a classe III.

As doenças genéticas englobam uma grande variedade de alterações no desenvolvimento crânio-facial e dentário. Síndromes como da displasia ectodérmica hereditária e de Down estão associadas às agenesias e microdontias (Fig. 3.3), enquanto a presença de dentes supranumerários está relacionada às síndromes de Gardner e de disostose cleidocraniana. Esta última ainda gera retrusão maxilar e protrusão mandibular, permanência prolongada dos dentes decíduos e retardo na erupção dos dentes permanentes.

Endocrinopatias, como o hiperpituitarismo, acarretam o gigantismo, com macrodontias em pacientes jovens e acromegalia (crescimento das extremidades com prognatismo mandibular) em adultos. Já o hipopituitarismo não-controlado leva ao nanismo em indivíduos na fase pré-puberal. O hipotireoidismo congênito, caracterizado pela não-formação do hormônio tireoidiano T4, está

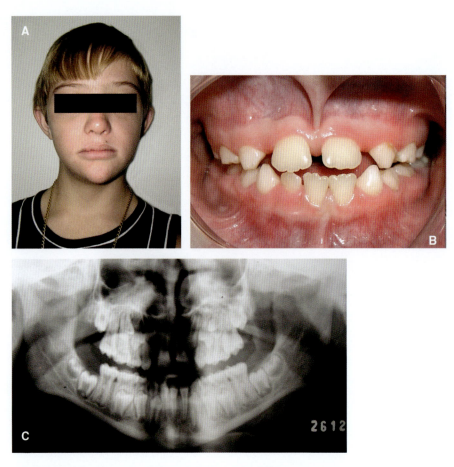

Fig. 3.3 (A) Paciente portador da síndrome de Down. **(B)** Fotografia intra-oral frontal na qual pode ser observada ausência dos incisivos laterais superiores e um incisivo inferior. **(C)** Confirmação das agenesias dentárias pela radiografia panorâmica.

associado à maloclusão de mordida aberta e erupção retardada, enquanto no hipotireoidismo juvenil diagnosticado antes da puberdade, apenas a erupção dentária atrasada é observada. O hipogonadismo, caracterizado pela deficiência de hormônios reprodutivos de efeito permanente, retarda a puberdade, enquanto o hipergonadismo, caracterizado pelo aumento da produção de hormônios reprodutivos, a acelera.

Hereditariedade e/ou Meio Ambiente

As deformidades congênitas são aquelas presentes ao nascimento, originadas em algum momento entre a fecundação e o final da gestação. Podem ser de origem hereditária e/ou ambiental (traumática ou teratógenos; estes últimos representam efeitos adversos sobre o feto em desenvolvimento, como, por exemplo, radiação, álcool, certas drogas e venenos). Dentre as condições maternas adversas, podem ser incluídas deficiência dietética, doenças como rubéola e caxumba, traumatismos e consumo de drogas. Dentre

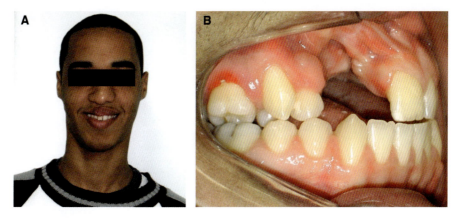

Fig. 3.4 Paciente portador de fenda labial ao nascimento. (**A**) Pode ser observada a fenda já corrigida cirurgicamente; (**B**) em vista intra-oral, pode ser observado o defeito ósseo na região da fenda com conseqüente ausência do elemento 12.

as condições embrionárias, podem ser citadas a posição intra-uterina e alterações metabólicas.

A fenda labial (lábio leporino), além do componente hereditário, pode ser causada pelo uso de drogas entorpecentes ou bebidas alcoólicas durante a gestação, já que essas apresentam tropismo por tecidos em formação. Pode ocorrer uni- ou bilateralmente e, freqüentemente, estendem-se da narina ao alvéolo, entre o incisivo lateral e canino, sendo uma ocorrência comum a agenesia dentária nesse local (Fig. 3.4). Quando há envolvimento do palato, além do lábio e alvéolo, é classificada como fenda lábio-palatal.

Outro fator etiológico das maloclusões é a paralisia cerebral, comumente considerada como uma lesão intracraniana ao nascimento, gerando falta de coordenação muscular. Com isso, o equilíbrio muscular responsável pela manutenção dos dentes em suas posições corretas é quebrado e a maloclusão instalada.

Meio Ambiente

Algumas doenças adquiridas na época do crescimento e desenvolvimento da criança e de sua formação dentária são capazes de comprometer o desenvolvimento normal do complexo crânio-dento-facial.

A sífilis, quando atinge o feto, pode gerar más-formações dentárias, originando os dentes de Hutchinson. Febre alta por período prolongado, sarampo, rubéola podem gerar hipoplasias dentárias. Problemas neurológicos que exijam uso constante de drogas para controle de convulsões causam hiperplasia gengival e mobilidade dentária, gerando maloclusões.

Fraturas dentárias e dos ossos da face causadas por traumatismos e acidentes podem gerar maloclusões dentárias pela modificação das posições dentárias e esqueléticas (Fig. 3.5).

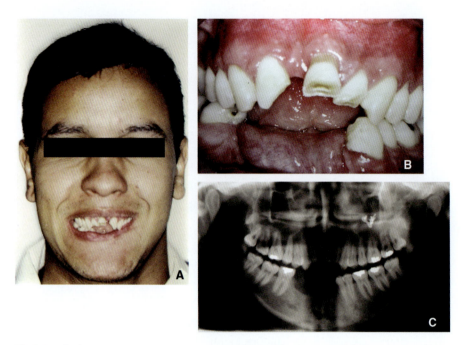

Fig. 3.5 Maloclusão por traumatismo: paciente sofreu acidente automobilístico que resultou em fraturas na maxila e mandíbula, perda dos elementos 11, 33, 32, 31, 41, 42, 43, 44 e 45 e fratura coronária dos elementos 12, 21 e 22. **(A)** Fotografia extra-oral mostrando a deficiência estética do sorriso; **(B)** vista frontal intra-oral na qual podem ser observadas perda e fratura de diversos elementos dentários; **(C)** radiografia panorâmica: observe a perda óssea na região dos dentes perdidos.

Hábitos

Dentre os fatores etiológicos extrínsecos, os mais comumente observados são os hábitos anormais deletérios ou funcionais.

O desenvolvimento da oclusão normal está intimamente relacionado ao complexo muscular bucofacial. Os músculos da mastigação, da língua e da face atuam de forma equilibrada, permitindo que as atividades funcionais se desenvolvam de maneira adequada.

Qualquer alteração nesse conjunto — e aí estão incluídos os hábitos deletérios ou viciosos — poderá resultar em desvios e deformações no complexo crânio-facial.

A gravidade do hábito depende de três fatores, que representam a "Tríade de Graber": duração, intensidade e freqüência. A duração significa por quanto tempo o hábito é praticado (dias, meses, anos); a intensidade está relacionada à força muscular com que ele é exercido; e a freqüência representa a quantidade de horas diárias em que o hábito é praticado.

Os hábitos que mais comumente alteram a oclusão podem ser classificados como de sucção (mamadeira, chupeta, dedos, lábios), de mastigação (onicofagia e bruxismo) e funcionais (deglutição atípica e respiração bucal). Devem ser diagnosticados o mais precocemente possível e ser alvo de controle, visando-se medidas preventivas ou interceptativas de maloclusão. O tratamento para maloclusões causadas por hábitos viciosos deve primariamente enfocar a remoção do hábito, em idade precoce, e interceptar possíveis maloclusões já existentes.

Hábitos de Sucção

HÁBITOS NUTRITIVOS

AMAMENTAÇÃO NATURAL. O aleitamento materno é o método mais natural de alimentação infantil, suprindo as necessidades emocionais e favorecendo o estabelecimento de funções adequadas do bebê.

A amamentação natural exige sucção forte, exercitando a musculatura do bebê e favorecendo o bom desenvolvimento dento-facial. Durante a amamentação, os lábios e a língua adquirem posturas corretas. Os lábios permanecem serrados para vedar o seio, e a língua se movimenta para pressionar o mamilo (Fig. 3.6). O leite passa pela cavidade bucal por movimentos peristálticos da língua. A respiração ocorre de forma adequada, quase sem ingestão de ar, favorecendo o estabelecimento da respiração nasal.

Além disso, é necessário que, durante o ato da amamentação, a mandíbula movimente-se para frente e para trás, estimulando o crescimento da mandíbula no sentido ântero-posterior.

AMAMENTAÇÃO COM MAMADEIRA. Diferentemente da amamentação natural, o aleitamento artificial não exercita a musculatura bucofacial. O leite passa direto pela cavidade bucal, sem que haja esforço muscular para extrair o alimento, nem necessidade de movimentos da língua. A mandíbula não precisa realizar movimentos para frente e para trás, e, por isso, não há estímulo para desenvolvimento ântero-posterior da mandíbula (Fig. 3.7).

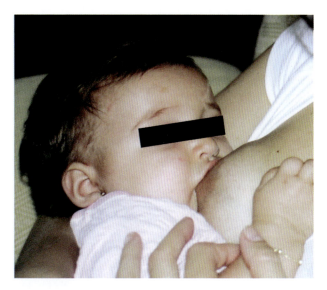

Fig. 3.6 Amamentação natural.

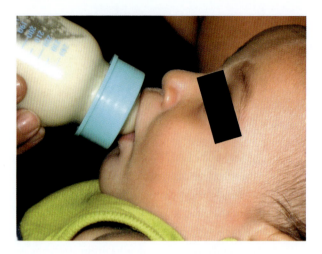

Fig. 3.7 Amamentação artificial com mamadeira.

No intuito de minimizar os problemas gerados pela amamentação com mamadeiras, o bico escolhido deverá possuir orifícios pequenos e ter formatos e texturas mais semelhantes aos do seio materno. Os menos nocivos são mais rígidos, e com formato mais parecido com o do seio, comercialmente denominados anatômicos ou ortodônticos (Fig. 3.8).

HÁBITOS NÃO-NUTRITIVOS

São os hábitos mais comuns dentre os numerosos hábitos bucais praticados por crianças. Em geral, estão fortemente relacionados a carências emocionais e problemas familiares.

SUCÇÃO DE CHUPETA. Normalmente, crianças que fazem uso de mamadeiras para aleitamento são mais carentes de sucção e acabam mais de-

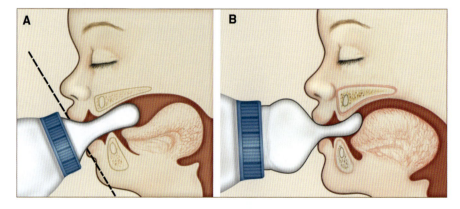

Fig. 3.8 Ilustração comparando amamentação com mamadeiras com bicos anatômico (**A**) e ortodôntico (**B**). Observe como, em **B**, a mandíbula assume uma posição mais anterior e a língua, uma posição mais adequada, contornando o palato, simulando a amamentação natural. (Baseado em Graber TM, 1972.)

pendentes das chupetas que aquelas que se amamentam no seio materno. Isso porque a mamadeira exige menos esforço por parte do bebê, e, quanto maior o orifício da mamadeira, mais rapidamente a fome é saciada, porém maior é a carência de sucção, que é uma necessidade fisiológica do bebê.

A chupeta, normalmente, é utilizada pela mãe para distrair ou acalmar o bebê. No entanto, para a criança, a chupeta inicialmente serve como uma complementação da sucção. Ela não se satisfaz apenas com a sucção relacionada à amamentação e busca na chupeta esse complemento, o que é normal. Se a mãe mantiver a chupeta disponível para o bebê o dia inteiro, e não apenas em pequenos intervalos para suprir alguma carência de sucção, um hábito deletério pode ser instalado e a remoção da chupeta, futuramente, fica mais complicada.

O hábito de sucção de chupetas, quando prolongado, pode levar à mordida aberta com interposição lingual e, como conseqüência, atresia do arco maxilar e mordida cruzada posterior.

Assim como para a mamadeira, existem chupetas com bicos anatômicos (ortodônticas) que se adaptam melhor à cavidade bucal da criança, trazendo menos conseqüências indesejáveis, caso o hábito se instale. Entretanto, dependendo da duração, freqüência e intensidade, nem mesmo o formato ortodôntico poderá impedir o surgimento da maloclusão.

SUCÇÃO DE DEDOS. Normalmente é um hábito que se inicia na vida intra-uterina, devendo ser substituído, após o nascimento, pela amamentação natural. No entanto, pode permanecer por diversos fatores, como necessidade fisiológica de sucção, carência afetiva e supressão brusca da chupeta. Está relacionado a fome, liberação de tensões emocionais, erupção dentária e insegurança.

As alterações na dentição e na oclusão provocadas pelo hábito de sucção digital estão na dependência de algumas variáveis, como duração, freqüência e intensidade, posição do dedo e padrão genético. Clinicamente, pode ser observado que os efeitos negativos provocados pela sucção do dedo são maiores que os da sucção de chupeta e mamadeira em virtude da maior dificuldade de remoção do hábito.

As alterações mais freqüentes que ocorrem em decorrência da sucção digital são: inclinação vestibular dos incisivos superiores, inclinação lingual dos incisivos inferiores, diastemas ântero-superiores, aumento do *overjet*, mordida aberta anterior, deglutição e fonação atípicas e atresia maxilar, podendo levar à mordida cruzada posterior (Figs. 3.9 e 3.10).

Geralmente, a criança se acostuma a chupar o mesmo dedo, sendo possível visualizar alterações no dedo "eleito", que se apresenta mais limpo com deformações e coloração diferente dos demais. Normalmente envolve os dedos das mãos; entretanto, alguns indivíduos têm por hábito sugar os dedos dos pés (Fig. 3.11).

O tratamento da maloclusão desenvolvida em virtude do hábito abrange desde condutas clínicas simples, como tentativa de remoção do hábito, até aquelas mais complicadas que envolvem procedimentos cirúrgicos.

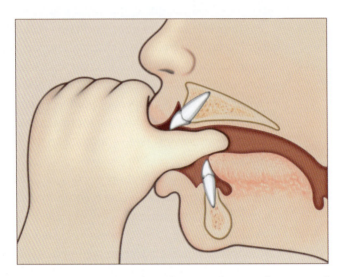

Fig. 3.9 Ilustração mostrando as alterações dentárias decorrentes da sucção de polegar. (Baseado em Graber TM, 1972.)

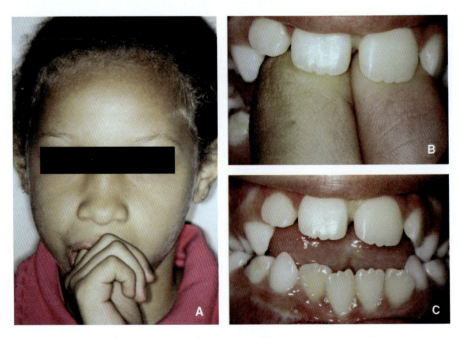

Fig. 3.10 Sucção digital causando maloclusão de mordida aberta. (**A**) Fotografia extra-oral durante sucção digital; (**B**) vista aproximada da posição dos dedos durante o ato de sucção; (**C**) vista intra-oral frontal, na qual pode ser observada mordida aberta.

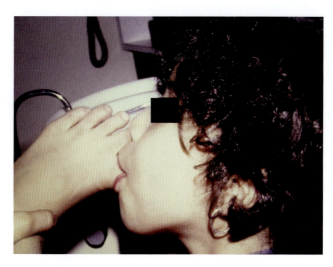

Fig. 3.11 Hábito de sucção do dedo do pé.

Quando a remoção do hábito é feita em idade precoce (até os 4 anos de idade), normalmente ocorre uma autocorreção das alterações. Tratamentos psicológicos e fonoaudiológicos estão indicados quando há, respectivamente, envolvimento emocional para execução do hábito e quando a presença de fonação atípica e projeção lingual já pode ser observada.

A criança deve ser motivada pelo dentista e pelos pais a interromper o hábito. O apelo à vaidade, com demonstrações dos efeitos negativos aos quais a sucção digital pode levar, é um dos recursos que mais sensibilizam as crianças. Quando elas já estão motivadas e aptas a colaborar, é indicada a instalação de grades palatinas fixas (mais eficientes) (Fig. 3.12) e, em alguns casos, de placas removíveis com grades palatinas para auxiliá-las no processo de remoção do hábito (Fig. 3.13).

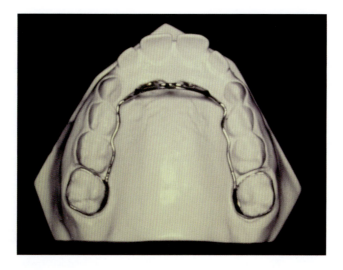

Fig. 3.12 Grade palatina fixa.

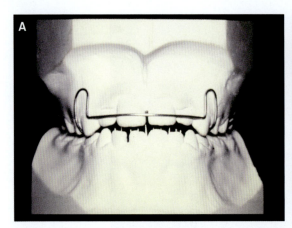
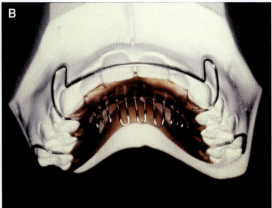

Fig. 3.13 Grade palatina removível. (**A**) Vista frontal; (**B**) vista oclusal.

A não-intervenção em idade precoce pode gerar casos com tratamentos complexos. Em longo prazo, o hábito pode prejudicar o desenvolvimento esquelético, gerando mordida aberta esquelética que, em alguns casos, só pode ser corrigida com cirurgia ortognática.

SUCÇÃO OU INTERPOSIÇÃO LABIAL. Os hábitos deletérios que envolvem os lábios incluem ações de lamber, morder ou sugar os lábios, geralmente os inferiores. Freqüentemente, os tecidos ao redor dos lábios apresentam-se avermelhados, ressecados e inflamados devido ao trauma na região (Fig. 3.14).

O lábio superior mostra-se hipotônico e, durante o hábito de sucção labial, observa-se atividade intensa da musculatura labial inferior, sendo o vedamento feito a partir do contato do lábio inferior com a palatina dos incisivos superiores. Como conseqüência, os incisivos superiores assumem inclinação para vestibular, produzindo diastemas generalizados nessa região. Os incisivos inferiores apresentam-se retroinclinados, acentuando o *overjet* e gerando api-

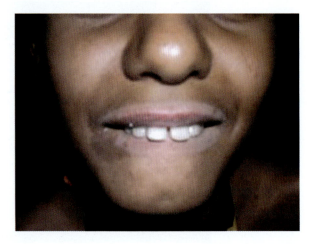

Fig. 3.14 Hábito de sucção labial: note os tecidos ressecados na região perioral, com alteração de coloração.

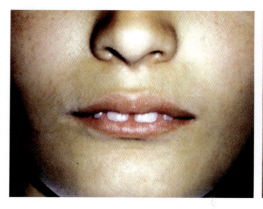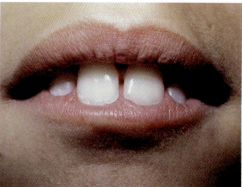

Fig. 3.15 Interposição labial devido ao *overjet* aumentado.

nhamento. Pacientes que apresentam grandes *overjets* são mais suscetíveis à instalação do hábito; em alguns, essa medida se encontra tão aumentada que é anatomicamente impossível que o lábio não se interponha entre os incisivos superiores e inferiores (Fig. 3.15).

Hábitos de Mastigação

ONICOFAGIA

É um hábito de alta incidência, mas não tão preocupante, visto que as alterações na oclusão são mínimas, como pequenas fraturas nas bordas dos incisivos ou giros nos dentes que participam da ação do hábito. A sucção digital normalmente envolve as unhas das mãos (Fig. 3.16); entretanto, alguns indivíduos têm por hábito roer as unhas dos pés.

O tratamento envolve a remoção do hábito pela motivação do indivíduo, liberando suas tensões emocionais e reduzindo estresses do cotidiano.

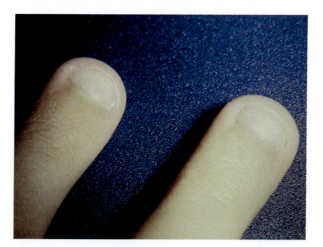

Fig. 3.16 Vista aproximada dos dedos de indivíduo com hábito de onicofagia.

BRUXISMO

O bruxismo é caracterizado pelo ato de ranger os dentes, principalmente durante o sono. Está fortemente associado a situações de estresse, ansiedade e problemas emocionais. Envolve crianças e adultos.

É sugerido que, durante a dentição mista, ocorra um aumento na incidência de bruxismo, devido ao aumento de interferências oclusais nessa fase, podendo ser solucionado com o desenvolvimento normal da oclusão.

Durante o bruxismo, a força mastigatória exercida sobre os dentes é muito grande, ocasionando uma perda de estrutura dentária que varia de leve ao desgaste quase que total dos dentes, levando a uma perda de dimensão facial. Por possuírem um esmalte mais frágil, os dentes decíduos são desgastados mais facilmente (Fig. 3.17).

O tratamento consiste na tentativa de eliminação do hábito, que vai variar de acordo com a causa. Remoção de interferências oclusais e eliminação de causas de estresse e angústia são os fatores principais para que esse processo seja bem-sucedido. No entanto, em grande parte das vezes, o hábito persiste ou retorna em períodos de maior estresse, sendo indicados meios paliativos de tratamento, como placas miorrelaxantes.

Hábitos Funcionais

DEGLUTIÇÃO ATÍPICA

Na deglutição normal, o dorso da língua encosta no palato, enquanto a ponta toca a papila palatina. Os lábios ficam fechados, sem grandes esforços, e os dentes em ligeiro contato (Fig. 3.18).

Existem diferentes tipos de deglutição atípica que podem ser causados por variados fatores, tais como:

• Interposição de lábio: Durante a deglutição, o lábio inferior posiciona-se entre os incisivos superiores e inferiores, e o vedamento é obtido pelo contato do lábio inferior com a face palatina dos incisivos superiores. A musculatura labial inferior trabalha intensamente, e o lábio superior normalmente é hipo-

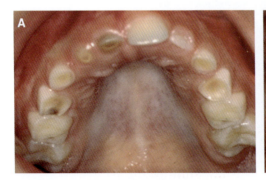
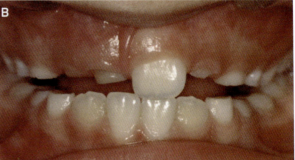

Fig. 3.17 Paciente em fase de dentição mista apresentando desgaste nos dentes decíduos causado pelo hábito de bruxismo. (**A**) Vista oclusal; (**B**) vista frontal.

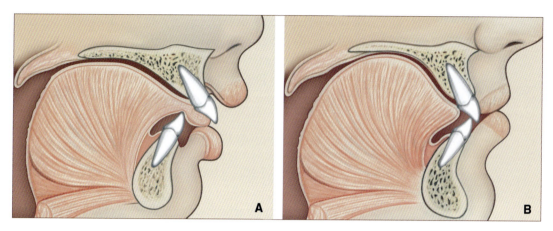

Fig. 3.18 Ilustração comparativa. (**A**) Deglutição atípica com projeção lingual; (**B**) deglutição normal, com lábios selados e a ponta da língua tocando no terço cervical dos incisivos superiores. (Baseado em Graber TM, 1972.)

tônico. Esse processo exerce uma pressão sobre os dentes, causando inclinação vestibular dos incisivos superiores e retroinclinação dos inferiores.

• Interposição de língua: Durante a deglutição, a língua é projetada exercendo pressão na região anterior, levando à maloclusão de mordida aberta anterior e projeção dos incisivos. Estes, se estiverem em processo de erupção, podem não conseguir erupcionar totalmente, o que potencializa a mordida aberta (Fig. 3.19). Em alguns casos, o indivíduo apresenta mordida aberta anterior por herança genética, e a projeção lingual é realizada para obtenção de vedamento durante a deglutição. Ou seja, a maloclusão preexistente acarreta a deglutição atípica. No entanto, a projeção lingual pode agravar a maloclusão.

A deglutição atípica com interposição lingual está associada a outros hábitos deletérios, como sucção de dedos, chupeta e mamadeira. Freqüentemente, há presença de respiração bucal e fonação atípica. Para verificação de alterações

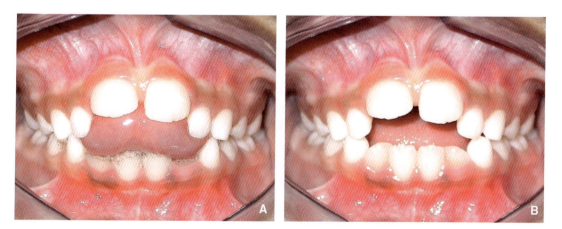

Fig. 3.19 (**A**) Projeção lingual durante a deglutição; (**B**) conseqüência do hábito de deglutição atípica, mordida aberta anterior.

na fala, devem ser avaliados os fonemas /t/, /d/, /n/, /l/, /s/, /z/, que podem ter a pronúncia alterada pelo mau posicionamento lingual.

• Amigdalite ou faringite: Nesses casos, a língua adquire uma posição compensatória. Ao engolir, a língua retrai e toca nas tonsilas inflamadas, causando dor. Para evitar a dor, o indivíduo abaixa a mandíbula e projeta a língua ao deglutir.

• Persistência da deglutição infantil: A deglutição infantil é caracterizada pela interposição da língua entre as arcadas dentárias. Com o desenvolvimento muscular facial e da oclusão, a língua adquire uma posição mais posterior, característica da deglutição madura.

A deglutição atípica é caracterizada pela persistência indevida do reflexo de deglutição infantil. A língua é mantida entre todos os dentes, gerando dificuldades de mastigação. Normalmente há contato apenas de um molar por quadrante e o paciente apresenta fisionomia inexpressiva. É comum a presença de mordida aberta anterior e posterior. O tratamento, nesses casos, é difícil e deverá envolver fonoaudiologia.

A mordida aberta causada pelo hábito de deglutição atípica com interposição lingual é caracterizada pelo formato retangular, podendo estender-se até os caninos. Quando o formato é mais circular, atingindo basicamente incisivos, em diferentes alturas, o mais provável é que o fator etiológico seja sucção de dedo, chupeta ou mamadeira.

O tratamento da deglutição atípica e suas conseqüências na oclusão depende da gravidade e do fator etiológico envolvido, variando de instalação de aparelhos simples, como placas removíveis com grade, grades palatinas fixas e botões colados nas linguais dos incisivos superiores, até tratamentos mais complexos que envolvem ortodontia corretiva e cirurgia ortognática (Fig. 3.20). Trabalho fonoaudiológico é necessário para reeducar a língua e os grupos musculares envolvidos na deglutição.

RESPIRAÇÃO BUCAL

Quando ocorre algum tipo de obstrução que impede ou dificulta a respiração nasal, a respiração bucal se instala, estando diretamente relacionada a diversas alterações do crescimento e desenvolvimento normais da face, principalmente quando presente em indivíduos em fase de crescimento.

O grau das alterações vai depender do padrão hereditário, da época em que o hábito se instalou, por quanto tempo perdurou e da gravidade da obstrução nasal. As anomalias respiratórias podem estar relacionadas a desvio de septo nasal, inflamação crônica da mucosa nasal, alergias, presença de pólipos nos tecidos nasais, adenóides hipertróficas, ou simplesmente não estar relacionadas a nenhuma alteração anatômica, constituindo um hábito vicioso do indivíduo.

O respirador bucal pode apresentar diversas características clínicas que facilitam o diagnóstico. Normalmente, os lábios apresentam-se hipotônicos e entreabertos para facilitar o fluxo aéreo via bucal. O lábio superior pode

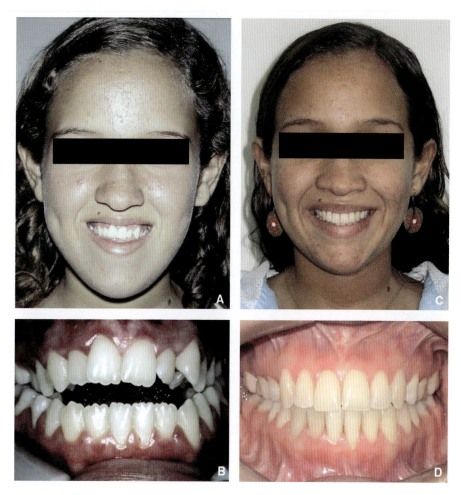

Fig. 3.20 Mordida aberta esquelética, corrigida com tratamento ortocirúrgico. (**A** e **B**) Pré- tratamento; (**C** e **D**) pós-tratamento.

apresentar-se curto e o inferior evertido. O palato apresenta forma atrésica e, por conseqüência, pode ser observada mordida cruzada posterior.

Um conjunto de alterações dentárias e faciais foi observado em pacientes respiradores bucais caracterizando a "síndrome da face longa" ou "face adenoidiana" (Fig. 3.21). Essas características incluem: aparência de cansaço com presença de olheiras, altura facial anterior aumentada, face longa, palato estreito podendo haver mordida aberta anterior e cruzada posterior, narinas pequenas e pouco desenvolvidas, lábio superior curto e inferior volumoso e projetado, bem como divergência entre os planos mandibular, oclusal e palatal.

O tratamento deve ser direcionado de acordo com o fator etiológico envolvido. Caso seja conseqüência de alguma obstrução nasal, o indivíduo deve ser encaminhado a um otorrinolaringologista para possibilitar a respiração pelo nariz. Por vezes se faz necessário procedimento cirúrgico, como a adenoidectomia. É importante que a via normal de respiração seja desobstruída antes do surto do crescimento para evitar conseqüências mais graves. As alterações dentárias devem ser corrigidas com ortodontia corretiva. Auxílio fonoaudio-

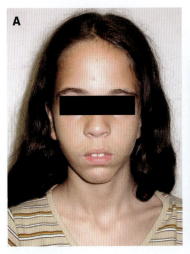
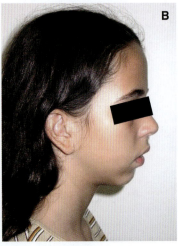
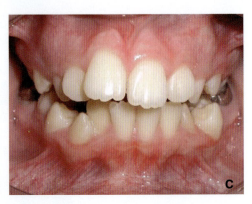

Fig. 3.21 Paciente respiradora bucal com características faciais e intra-orais da "síndrome da face longa". (**A**) Vista frontal; (**B**) vista de perfil; (**C**) vista intra-oral frontal.

lógico é necessário para estabelecimento normal das funções musculares da face e região oral.

FATORES INTRÍNSECOS DE MALOCLUSÕES

Por estarem relacionados à cavidade bucal, os fatores intrínsecos são mais facilmente diagnosticados e tratados pelo cirurgião-dentista.

Hereditariedade

Anomalias de Número

Através de exames radiográficos e clínicos cuidadosos, pode-se diagnosticar as anomalias de número, podendo ocorrer tanto por excesso de dentes (supranumerários) quanto por falta (agenesias). Essas alterações podem se apresentar como uma ocorrência isolada ou como conseqüência de fatores gerais, já citados aqui.

Dentes supranumerários são considerados todos aqueles elementos dentários excedentes que se agregam à dentição normal (Fig. 3.22). Muitas teorias têm sido sugeridas para explicar a etiologia desses dentes, entre elas a da reversão ou atavismo, dicotomia do germe dentário, hiperatividade da lâmina dentária, hereditariedade, trauma, alterações durante a formação embriológica e persistência de restos epiteliais. A sua formação pode ocorrer antes do nascimento até os 10 ou 12 anos, porém geralmente é iniciada tardiamente. Segundo Neville (1995), cerca de 90% dos dentes supranumerários estão presentes na maxila e têm predileção pelo gênero masculino na proporção de 2:1.

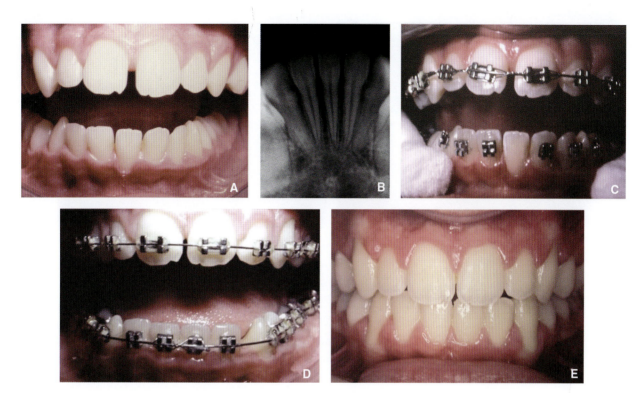

Fig. 3.22 Incisivo inferior supranumerário. (**A** e **B**) Fotografia intra-oral e radiografia periapical pré-tratamento; (**C**) início do tratamento ortodôntico, sendo eleito para extração o elemento dentário mais projetado e com retração gengival; (**D**) evolução do tratamento; (**E**) resultado da ortodontia corretiva.

Existem dentes supranumerários que ocorrem com mais freqüência, como o mesiodente, que ocorre na linha mediana, entre os incisivos centrais superiores (Fig. 3.23). Esse dente geralmente possui a forma cônica, podendo erupcionar em qualquer direção, até mesmo no assoalho das fossas nasais ou no palato.

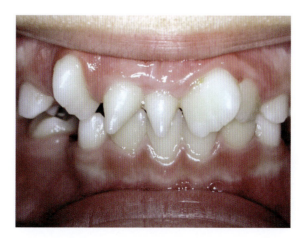

Fig. 3.23 Presença de elementos conóides em região de linha média superior.

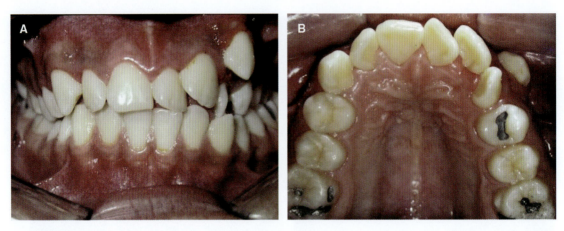

Fig. 3.24 Presença de cinco incisivos superiores gerando apinhamento anterior e ectopia do canino permanente esquerdo. (**A**) Vista frontal; (**B**) vista oclusal.

A presença de dentes excedentes pode gerar diastemas, rotações dentais, apinhamentos, provocar atraso ou impedimento da erupção dos dentes permanentes ou afetar a guia de erupção normal dos mesmos (Fig. 3.24). A impacção desses elementos por tempo prolongado pode provocar o desenvolvimento de cistos dentígeros ou causar reabsorção das raízes dos dentes adjacentes.

A não-formação de um elemento dentário é denominada agenesia e resulta de um distúrbio durante os estágios iniciais de formação desse elemento. Segundo Neville (1995), a ausência de um ou mais dentes é classificada como hipodontia; a falta de desenvolvimento de seis ou mais dentes é chamada de oligodontia, sendo uma subdivisão da hipodontia (Fig. 3.25); e a ausência total de elementos dentários é denominada anodontia. Porém, é comum na rotina clínica fazer referência à ausência de um ou mais dentes como anodontia de incisivo lateral ou de pré-molar. O correto, de acordo com essa classificação, seria hipodontia de incisivo lateral ou de pré-molar.

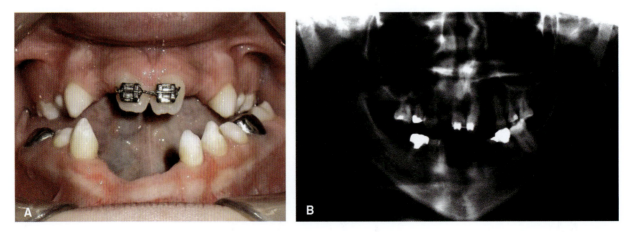

Fig. 3.25 Agenesia de diversos elementos dentários, configurando a oligodontia. (**A**) Vista frontal; (**B**) radiografia panorâmica.

A perda do broto dentário em desenvolvimento, na maioria dos casos, parece ser geneticamente controlada (Fig. 3.26). Apesar disso, o ambiente pode influenciar o resultado final ou, em alguns casos, pode ser totalmente responsável pela falta de formação do dente. A lâmina dentária é extremamente sensível ao estímulo externo, e o dano anterior à formação do dente pode resultar em hipodontia. Trauma, infecção, radiação, medicamentos quimioterápicos, distúrbios endócrinos e distúrbios intra-uterinos graves têm sido associados à falta de dentes.

Os dentes mais afetados, em ordem decrescente, são os terceiros molares superiores e inferiores, incisivos laterais superiores, segundos pré-molares inferiores, incisivo inferior e segundos pré-molares superiores (Fig. 3.27). Geralmente, o dente ausente é o último de cada grupo de dentes. Segundo Neville (1995), o sexo feminino é mais afetado em uma proporção aproximada de 1,5:1.

Os problemas clínicos associados às agenesias são: a perda de espaço quando há esfoliação do dente decíduo, diastemas, extrusão do antagonis-

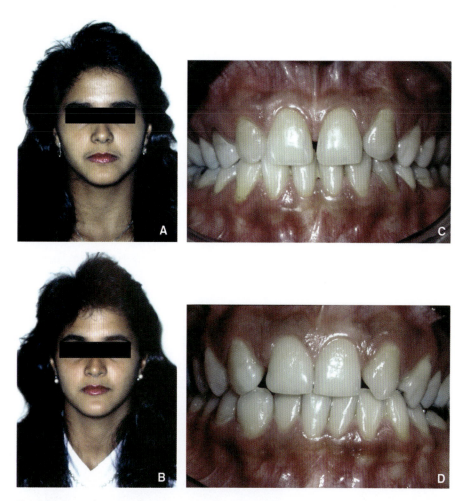

Fig. 3.26 (A e **B)** Fotografias extra-orais de irmãs gêmeas univitelinas; (**C** e **D)** fotografias intra-orais mostrando agenesia dos mesmos elementos dentários, incisivos laterais superiores.

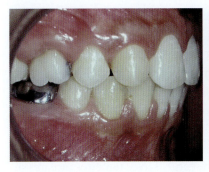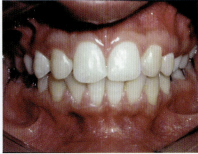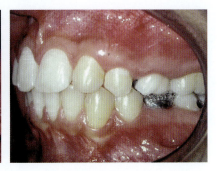

Fig. 3.27 Resultado de tratamento ortodôntico em paciente com agenesia de incisivos laterais superiores e segundos pré-molares superiores e inferiores. Os caninos permanentes foram posicionados nos locais dos incisivos laterais ausentes, e os quatro segundos molares decíduos permaneceram nos arcos.

ta, perda dos contatos oclusal e proximais, não-estabelecimento da chave de oclusão normal, retenção prolongada de dentes decíduos e prejuízos estéticos.

Anomalias de Tamanho Dentário

Embora a hereditariedade seja o fator principal, ambas as influências, genética e ambiental, afetam o tamanho dos dentes em desenvolvimento.

Macrodontia é o termo aplicado quando os dentes são fisicamente maiores do que o usual. Essa alteração dentária está relacionada a dentes supranumerários. É classificada em: generalizada verdadeira, que é extremamente rara, associada ao gigantismo pituitário; generalizada relativa, na qual os dentes se apresentam de tamanho normal, porém os ossos maxilares são pequenos; e localizada, a mais comum, que envolve um ou dois dentes (Fig. 3.28).

Microdontia é o termo que se utiliza para dentes que são fisicamente menores que o normal. Essa alteração dentária está relacionada à agenesia (Fig. 3.29). Pode ser classificada em: generalizada verdadeira, associada a

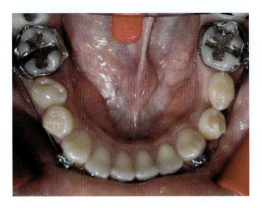

Fig. 3.28 Macrodontia dos segundos pré-molares inferiores.

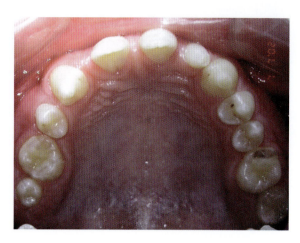

Fig. 3.29 Microdontias de diversos elementos dentários associadas às agenesias dos elementos 12 e 15.

síndrome de Down, nanismo pituitário, entre outras; generalizada relativa, na qual os dentes se apresentam de tamanho normal, mas os ossos maxilares se mostram maiores que o normal; e localizada, que afeta apenas um ou dois dentes.

Anomalias de Forma

DENTES CONÓIDES

Representam a alteração de forma mais comum, na qual os dentes se mostram de tamanho reduzido, com forma cônica. Geralmente, os dentes mais comumente afetados são os incisivos laterais superiores, seguidos pelos terceiros molares (Fig. 3.30).

Os problemas decorrentes dessa condição são a presença de diastemas, redução do perímetro do arco pela perda de espaço decorrente das migrações dos dentes adjacentes e o comprometimento estético.

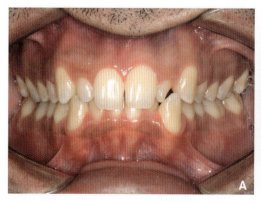
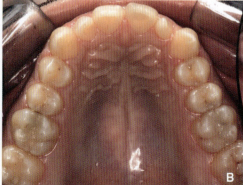

Fig. 3.30 Incisivo lateral superior esquerdo conóide. (**A**) Vista intra-oral frontal; (**B**) vista oclusal.

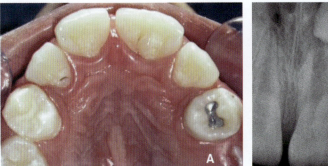
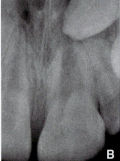

Fig. 3.31 Geminação do elemento 21. (**A**) Fotografia intra-oral, vista oclusal. (**B**) Radiografia periapical da região. Observe a presença de duas coroas e de canal radicular único.

GEMINAÇÃO

A geminação foi definida como uma tentativa de um germe dentário único de se dividir, com a formação resultante de um dente com uma coroa bífida e, geralmente, uma raiz e um canal radicular comuns (Fig. 3.31). Ocorre em ambas as dentições, decídua e permanente, com uma freqüência mais alta nas regiões anterior e superior. A literatura revela uma prevalência de 0,5% nos dentes decíduos e 0,1% na dentição permanente. Como conseqüência, pode-se observar a estética prejudicada e a falta de espaço para a acomodação do dente maior que o normal. Quando isso ocorre, a conduta é a restauração protética e, freqüentemente, endodôntica desse elemento dentário e, se necessário, tratamento ortodôntico corretivo.

FUSÃO

É caracterizada pela união de germes de dois elementos dentários. O dente apresenta coroa com praticamente o dobro do tamanho de um elemento normal ou coroa bífida com canais radiculares distintos (Fig. 3.32).

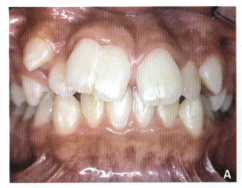
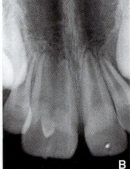
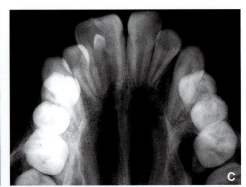

Fig. 3.32 Fusão do elemento 11 com supranumerário. (**A**) Fotografia intra-oral, vista frontal, na qual pode ser observada a presença de duas coroas no local do elemento 11. (**B** e **C**) Radiografias periapical e oclusal; note a presença de coroa bífida com dois canais radiculares independentes.

O comprometimento estético e os problemas de espaço para a acomodação de dentes são problemas decorrentes dessa alteração. Da mesma forma que a geminação, a conduta clínica para o tratamento da fusão é a intervenção endodôntica, restauração protética e tratamento ortodôntico, se necessário.

A diferenciação entre geminação e fusão pode ser difícil, sendo geralmente confirmada pela contagem do número de dentes da área, análise clínica da forma dos dentes presentes no arco, verificando se há agenesias ou supranumerários, e, ainda, pela avaliação radiográfica: a fusão apresenta sempre dois condutos e duas raízes, enquanto a geminação apresenta conduto radicular único.

CÚSPIDE ACESSÓRIA

Clinicamente, observa-se uma cúspide acessória ou um glóbulo de esmalte na superfície oclusal entre as cúspides vestibular e lingual dos pré-molares. Como implicações clínicas dessa patologia, pode-se observar a não-erupção completa dos dentes afetados e/ou seus antagonistas, deslocamento de dentes e/ou exposição pulpar com infecção subseqüente devido ao trauma oclusal ou fratura. A conduta clínica será o desgaste da cúspide acessória.

CÚSPIDE EM GARRA

Clinicamente é uma estrutura semelhante à garra de uma águia, que se projeta lingualmente da área do cíngulo dos incisivos permanentes superiores. Essa projeção gera rotações dos dentes em contato com essas estruturas e aumento do *overjet*, pois não permite o correto contato dos incisivos inferiores com a face palatina dos superiores.

OUTRAS ALTERAÇÕES DE FORMA

Concrescência, dilaceração radicular, *dens in dente*, taurodontia e presença de raízes supranumerárias são outras alterações de forma que os dentes podem apresentar. Não representam exatamente fatores causais das maloclusões, mas possuem importância na prática ortodôntica devido a dificuldades ou cuidados específicos durante a movimentação que esses elementos podem apresentar.

Hereditariedade e/ou Meio Ambiente

Fatores Causadores de Diastemas Interincisais

Diastema entre os incisivos centrais superiores é um tipo de maloclusão freqüentemente encontrado e apresenta diversos fatores etiológicos, tais como: dentes supranumerários, cistos, tumores, perdas dentárias, anomalias de forma ou tamanho, agenesias dentárias, hábitos viciosos, sobremordida exagerada, fusão imperfeita da maxila, ectopias e baixa inserção do freio labial.

Dentes supranumerários com localização intra-óssea, assim como cistos e tumores localizados entre os incisivos centrais superiores, provocam o afastamento desses elementos e, clinicamente, observa-se apenas o diastema interincisal. A conduta clínica indicada é a realização de radiografia dessa área para diagnóstico da patologia e remoção cirúrgica desse fator etiológico. Normalmente, tratamento ortodôntico posteriormente à cirurgia é indicado para fechamento do diastema.

Perdas dentárias e anomalias de forma, tamanho ou número, tais como dentes conóides, microdontias ou agenesias dentárias, geram redução de estrutura dentária presente no arco. Os incisivos então acabam por ocupar esse espaço excedente, gerando o diastema interincisal. Nesses casos está indicado o tratamento ortodôntico corretivo para fechamento dos espaços ou tratamento restaurador fechando-se os espaços com resina composta ou facetas. Por vezes, a associação de tratamento ortodôntico com o restaurador representa a melhor opção estética.

Hábitos viciosos, como interposição lingual ou sucção de lábio inferior, dedos ou chupeta, provocam projeção dos incisivos superiores e, como conseqüência, abertura de espaços entre esses dentes.

Outro fator causador de diastema interincisal no arco superior é a sobremordida exagerada. Os incisivos superiores são impedidos de se posicionarem mais posteriormente devido ao contato com os incisivos inferiores, acarretando diastemas interincisais (Fig. 3.33).

A fusão imperfeita da maxila mantém os lados direito e esquerdo da pré-maxila afastados, e espaço entre os incisivos centrais superiores é observado. A erupção ectópica dos incisivos também pode levar à mesma conseqüência.

O freio labial superior apresenta, ao nascimento, uma inserção baixa praticamente no mesmo nível do rebordo. À medida que os dentes vão erupcionando e o processo alveolar crescendo, o freio vai tomando uma posição mais apical.

No entanto, se o freio não adquirir essa nova posição, podem ocorrer problemas no desenvolvimento normal da dentição, não permitindo o fechamento fisiológico do diastema normal presente na dentição mista na fase do "patinho feio". O mesmo pode ocorrer em casos nos quais o tecido apresenta-se hipertrofiado.

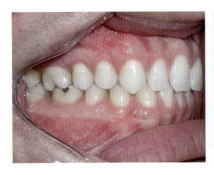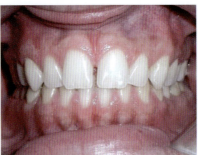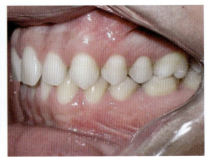

Fig. 3.33 Diastema interincisal acarretado por sobremordida exagerada.

De acordo com estudo de Taylor (1939), a freqüência do diastema diminui com o aumento da idade. Aos 6 anos, 97% das crianças apresentavam diastemas interincisais; aos 7, esse número caiu para 88%; aos 10–11 anos de idade, a percentagem foi de 48%; e, dos 12 aos 18 anos, apenas 7% dos indivíduos apresentavam diastemas interincisais. Esses dados provam que é importante respeitar e aguardar o término da fase do "patinho feio", que é uma etapa normal do desenvolvimento da oclusão.

Qualquer intervenção nesse tipo de maloclusão nessa época só deve ser realizada em casos específicos nos quais o diastema é claramente patológico, impedindo a erupção dos incisivos laterais ou caninos permanentes. Os movimentos devem ser cuidadosos para não alterar a via de erupção normal dos elementos que se apresentam intra-ósseos, visto que os dentes em erupção estão em íntimo contato com as raízes dos dentes vizinhos.

O freio labial inferior também pode, porém mais raramente, apresentar inserção anormal, podendo causar retração gengival vestibular ou diastema entre incisivos centrais inferiores.

Nos casos em que há suspeita de que o freio labial represente o fator etiológico do diastema interincisal, o diagnóstico deve ser feito clinicamente. Um método auxiliar seria através do estiramento desse freio, tracionando-se o lábio superior. Se, ao realizar esse procedimento, surgir uma área tecidual isquêmica na região entre os incisivos, a presença desse freio pode ser considerada patológica, configurando-se como fator etiológico do diastema, podendo, ainda, esse freio estar associado a outros fatores (Fig. 3.34). Nesse caso, a frenectomia labial está indicada e a cirurgia normalmente é realizada após a término da fase do "patinho feio" ou após fechamento ortodôntico do diastema.

Permanência de Dentes Decíduos Além da Época Adequada

O mecanismo de erupção do dente permanente envolve o crescimento de sua raiz e reabsorção do dente decíduo antecessor.

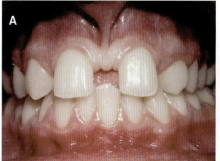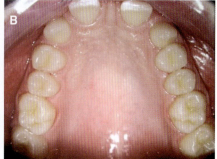

Fig. 3.34 Diastema interincisal acarretado por freio labial e agenesia de incisivos laterais superiores. (**A**) Fotografia intra-oral, vista frontal; observe a isquemia na região da linha média superior. (**B**) Vista oclusal superior, na qual podem ser observados excesso tecidual e agenesia dos incisivos laterais.

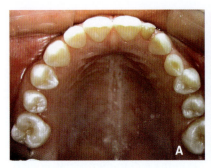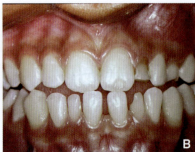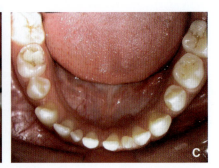

Fig. 3.35 Fotografias intra-orais mostrando diversos elementos dentários decíduos (62, 63, 75, 72, 82 e 85) retidos prolongadamente nos arcos, impedindo ou desviando a erupção dos sucessores. (**A**) Vista oclusal superior; (**B**) vista frontal; (**C**) vista oclusal inferior.

Se as raízes dos dentes decíduos não são reabsorvidas adequadamente, de forma uniforme e na época correta, os sucessores permanentes podem ser afetados, sendo desviados para uma posição incorreta (Fig. 3.35) ou tendo suas erupções retardadas, alterando a seqüência de erupção e favorecendo a instalação de uma maloclusão.

A principal etiologia da permanência de dentes decíduos além da época adequada é a anquilose; no entanto, outros fatores locais, como a ausência do dente permanente sucessor e a falta de sincronia da reabsorção do dente decíduo com a erupção do dente permanente, podem ser responsáveis por essa retenção prolongada.

Dentre os fatores gerais, a hereditariedade exerce forte influência na retenção prolongada dos elementos decíduos, assim como algumas endocrinopatias.

Um exame radiográfico é de grande valia para verificar a esfoliação dos dentes decíduos, assim como possíveis alterações no processo de reabsorção de suas raízes. No caso de retenção prolongada, é comum a observação de formação de 2/3 ou mais de raiz do dente permanente, enquanto o decíduo não apresenta reabsorção radicular.

A conduta clínica é, em geral, a exodontia, porém deve-se observar a presença do sucessor e o grau de formação radicular. Quando o elemento sucessor apresenta 2/3 ou mais de raiz formada, a exodontia do elemento decíduo está bem indicada. No entanto, quando há ausência do sucessor permanente, deve ser feita uma avaliação minuciosa quanto à conduta a ser tomada. Há possibilidade de o elemento decíduo ser mantido por longo prazo, adequando-se apenas seu tamanho através de desgastes interproximais ou reconstruções com compósitos, dependendo do tamanho do elemento em questão.

Erupção Tardia dos Dentes Permanentes

Quando o dente decíduo esfolia normalmente, mas o seu sucessor permanente não erupciona em tempo normal, uma investigação deve ser realizada. Um exame radiográfico pode mostrar ausência congênita do sucessor, assim

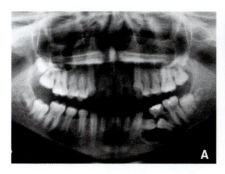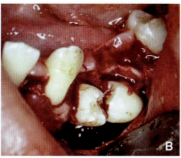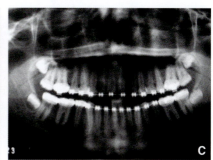

Fig. 3.36 Pré-molares desviados da posição intra-óssea original devido à presença de cisto. (**A**) Radiografia panorâmica inicial; (**B**) fotografia intra-oral durante procedimento cirúrgico para remoção do cisto; (**C**) radiografia panorâmica durante tratamento ortodôntico com os pré-molares bem posicionados no arco.

como presença de elementos supranumerários, fragmentos de raiz do dente decíduo, odontomas ou cistos na região afetada (Fig. 3.36). Esses fatores podem bloquear a erupção do elemento permanente, devendo ser imediatamente removidos.

Há casos em que a existência de uma gengiva fortemente fibrosa dificulta a erupção do elemento dentário. Nessa situação, a ulectomia (remoção de tecido gengival que recobre o dente) estará indicada. Porém, deve-se avaliar antes o estágio de desenvolvimento dentário e só executar tal procedimento no momento em que o dente iria iniciar seu movimento eruptivo. Nos casos de uma barreira óssea ser o fator etiológico, devido à perda precoce de um dente decíduo, um procedimento cirúrgico de remoção de parte desse osso alveolar também estará indicado.

Existem casos em que se observa erupção tardia de diversos elementos dentários sem que nenhum dos fatores anteriormente citados seja encontrado. Nessas situações, deve-se sempre considerar fatores endócrinos, como o hipotireoidismo, ou fatores genéticos que determinam trocas dentárias mais tardias, sem comprometimento sistêmico algum. Alterações de épocas de erupção, em relação a tabelas de referência preexistentes, ocorrem, e um intervalo de até 12 meses de diferença pode ser considerado normal. Ao se estudar uma tabela de cronologia de erupção, é importante considerar que os indivíduos nela avaliados nem sempre possuíam a mesma raça, padrão social, grau de nutrição, sexo e costumes daqueles estudados.

Via de Erupção Anormal

A via de erupção anormal costuma ocorrer como conseqüência de algum problema previamente instalado. Discrepâncias negativas altas de arcos dentários indicam ausência de espaço para acomodação de todos os elementos dentários na boca. Nesses casos, normalmente os últimos dentes a irromperem em cada arco, caninos superiores e segundos pré-molares inferiores, seguem vias de erupção alteradas e posicionam-se inadequadamente (Fig. 3.37).

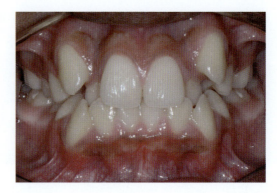

Fig. 3.37 Caninos superiores em posição ectópica, em supraversão, devido à discrepância negativa do arco.

Fatores físicos que atuam como agentes bloqueadores como dentes supranumerários, odontomas, restos radiculares de dentes decíduos, cistos, dentre outros, também podem promover esse padrão anormal na via de erupção.

Uma das etiologias mais comuns para a erupção ectópica de um dente permanente é o trauma na dentição decídua, deslocando o germe do permanente (Fig. 3.38).

Existem também os fatores idiopáticos, como no caso das transposições que estão associadas a fatores genéticos, devendo ser diagnosticadas o mais precocemente possível. A conduta clínica pode variar optando-se pela correção ou manutenção da transposição (Fig. 3.39), dependendo do grau da mesma, da forma, posição e integridade dos dentes envolvidos, da época em que foi diagnosticada, do grau de dificuldade da mecânica envolvida para a correção e do local em que ocorreu.

Anquilose

Representa a união direta entre a raiz do dente e o osso alveolar, com ausência do ligamento periodontal. A anquilose pode ocorrer em pequenos pontos da área radicular ou atingir grandes extensões.

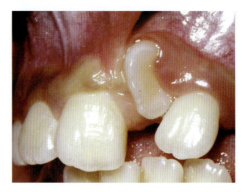

Fig. 3.38 Incisivo superior esquerdo mal posicionado devido a trauma nessa região durante a fase de dentição decídua.

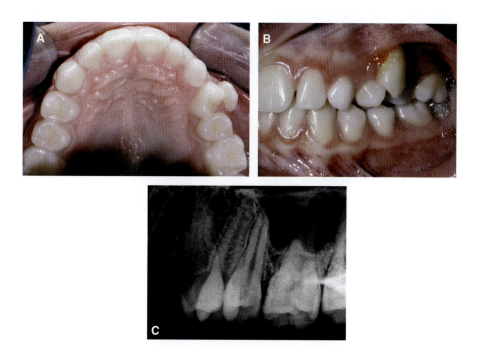

Fig. 3.39 Transposição do canino superior esquerdo com pré-molar superior esquerdo. (**A**) Vista oclusal; (**B**) vista lateral; (**C**) radiografia periapical da região.

Embora os dentes permanentes possam também se tornar anquilosados, os dentes decíduos apresentam maior propensão, sendo a incidência, nos inferiores, duas vezes maior do que nos superiores. É mais comum a ocorrência de anquilose do dente decíduo após o início da sua reabsorção. O trauma é o fator etiológico mais relatado por alguns autores. Outros afirmam haver um padrão hereditário.

O diagnóstico da anquilose deve ser feito clinicamente. O dente apresenta-se em infra-oclusão, normalmente, pois os movimentos dentários extrusivos que acontecem naturalmente para compensar o crescimento esquelético não ocorrem devido ao fato de o dente estar fusionado ao osso. Com a ausência desses movimentos, o osso alveolar da região afetada não se desenvolve no mesmo ritmo dos processos alveolares dos dentes adjacentes. Como conseqüência ocorrem extrusão dos elementos antagonistas, inclinação dos dentes vizinhos sobre o elemento em infra-oclusão, perda do perímetro do arco e impacção ou alteração da via de erupção do permanente subseqüente. Além disso, pode ser observada mordida aberta no local afetado, que deve ser corrigida precocemente a fim de se evitar progressão e piora do caso (Fig. 3.40).

Quando a anquilose ocorre em grande extensão do ligamento periodontal, um som diferente à percussão pode ser observado em relação ao de um dente normal, devido ao comprometimento do ligamento periodontal.

O diagnóstico radiográfico é difícil, por vezes impossível, visto que a imagem bidimensional radiográfica não permite a visualização da anquilose em determinados pontos devido à superposição de estruturas. Com as novas téc-

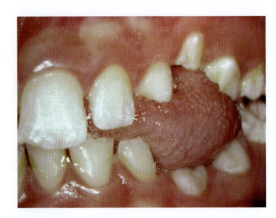

Fig. 3.40 Mordida aberta lateral acarretada por anquilose dos molares decíduos superiores e inferiores do lado esquerdo. Observe que a língua se interpõe entre os arcos.

nicas de imagens odontológicas, como tomografias do tipo *cone beam*, o diagnóstico dessa patologia é, algumas vezes, facilitado, possibilitando a avaliação de áreas dentárias específicas.

De acordo com Biederman (1968), para evitar conseqüências indesejáveis, é importante o diagnóstico precoce. No caso de dentes decíduos, o tratamento irá variar de acordo com a ausência ou presença do dente sucessor. Quando há o sucessor permanente, deve-se optar pela exodontia do elemento afetado com correto planejamento de mantenedor de espaço, caso seja necessário. Essa extração deve acontecer quando o dente sucessor estiver com dois terços da raiz formada e dificuldade de erupção. Segundo alguns autores, a reconstrução protética do elemento afetado, colocando-o em oclusão, estimularia a reabsorção dentária, com subseqüente esfoliação natural, eliminando a necessidade de exodontia do elemento. No caso de ausência do elemento sucessor, pode-se optar por três alternativas: (1) reconstrução dos contatos proximais e oclusal, (2) extração do dente anquilosado decíduo e instalação de mantenedor de espaço ou (3) extração do dente anquilosado com fechamento desse espaço ortodonticamente. Essa decisão deverá ser tomada após avaliação cuidadosa de radiografias, fotografias e modelos do paciente.

Em casos de elementos permanentes, a conduta clínica é mais complicada e vai depender da necessidade de movimentação, do comprometimento estético, da localização e do grau de infra-oclusão do elemento. A avaliação da época em que ocorreu a anquilose é um fator importante na decisão da conduta clínica a ser tomada. Se a anquilose for diagnosticada em época com pouco ou nenhum crescimento, o dente deve ser luxado uma vez e, em caso em que o crescimento ainda esteja ocorrendo, o dente pode ser luxado em repetidas sessões, com o objetivo de obter sucesso. Caso não haja êxito nessa conduta e o dente não esteja submerso, alternativas terapêuticas envolvem procedimentos protéticos, com reanatomização do elemento envolvido, ou cirúrgicos, com exodontia do elemento e subseqüente colocação de implantes ou próteses.

Meio Ambiente

Perda Precoce dos Dentes Decíduos

Os dentes decíduos possuem papel fundamental no exercício de funções essenciais, como mastigação, deglutição e fonação. Entretanto, servem principalmente como mantenedores de espaço e guias para os dentes permanentes.

A perda precoce desses elementos decíduos pode trazer conseqüências indesejáveis, gerando o desenvolvimento de maloclusões. Perda de espaço no arco, alteração da seqüência normal de erupção, desvio de erupção ou impacção dos dentes permanentes, extrusão dos dentes antagonistas, deglutição e fonação atípicas são alguns dos problemas que podem surgir caso não se faça a manutenção do espaço ou reposição dos elementos dentários perdidos.

Quando o dente sucessor é perdido antes de o elemento permanente ter iniciado seus movimentos eruptivos (estágio 6 de Nolla), a erupção do dente sucessor é atrasada. Isso porque se forma uma camada de osso mais denso recobrindo o dente em formação. Quando os movimentos eruptivos já iniciaram, a erupção do elemento permanente é acelerada.

PERDA PRECOCE DE INCISIVOS DECÍDUOS

Existe controvérsia quanto à necessidade de manutenção de espaço frente à perda precoce de dentes anteriores superiores decíduos. Segundo alguns autores, normalmente não ocorrem grandes perdas de espaços por migração dos dentes vizinhos uma vez que a própria força de erupção dos dentes permanentes nessa região seria suficiente para evitar migrações. No entanto, quando ocorre em pacientes que apresentam arco tipo II de Baume (sem espaços interdentais), a preocupação deve ser maior visto que, nesses pacientes, já há tendência à falta de espaço no arco e qualquer perda pode ter um impacto negativo futuramente. Já em pacientes com arcos tipo I de Baume (com espaçamentos generalizados), a preocupação é menor quanto à perda de espaço; no entanto, em qualquer uma das situações, é de suma importância a colocação de placas mantenedoras de espaços com dentes de estoque substituindo o(s) elemento(s) perdido(s). Isso porque a ausência desses dentes, tão importantes na estética do sorriso, pode provocar distúrbios psicológicos à criança, inibindo-a de sorrir (Fig. 3.41). Além disso, a perda de incisivos pode propiciar a instalação do hábito de fonação e deglutição atípicas com interposição lingual anterior, prejudiciais ao desenvolvimento normal da oclusão e da fala.

Se a perda ocorrer no arco inferior, o comprimento do arco pode ser comprometido, resultando em apinhamento nessa região.

PERDA PRECOCE DE CANINOS DECÍDUOS

A perda precoce dos caninos decíduos normalmente está relacionada à discrepância negativa dos arcos, com incisivos permanentes maiores que o espaço disponível para eles (Fig. 3.42). Assim, durante a erupção, esses incisivos acabam reabsorvendo as raízes dos caninos decíduos para ocupar seus espaços.

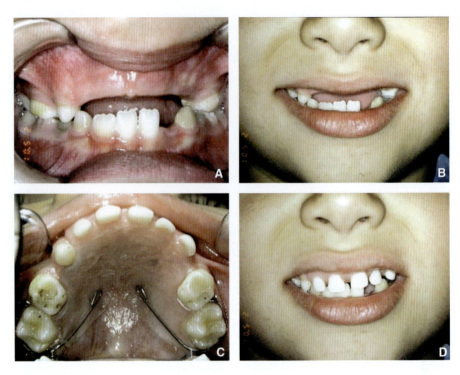

Fig. 3.41 (A e **B)** Pré-tratamento: vista intra-oral e do sorriso de paciente com perda precoce dos quatro incisivos decíduos. **(C** e **D)** Pós-tratamento: vista oclusal e do sorriso do paciente após a colocação da placa removível mantenedora de espaço com dentes de estoque.

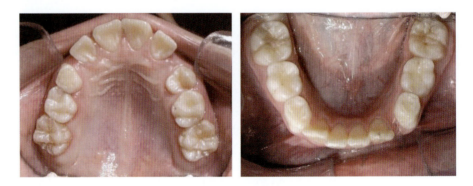

Fig. 3.42 Perda precoce dos quatro caninos decíduos durante a erupção dos incisivos permanentes. Vistas oclusais superior e inferior; note que o diâmetro mésio-distal dos incisivos é maior que o espaço ósseo disponível para esses dentes.

Quando a perda ocorre apenas em um dos lados, a chance de ocorrer desvio da linha média é grande, pois os incisivos permanentes se deslocam para esse lado.

Em uma seqüência normal de erupção, os caninos permanentes são os últimos dentes a irromper na arcada superior. Quando ocorre perda precoce dos caninos decíduos, os sucessores permanentes normalmente não encontram espaço para erupção em posicionamento normal no arco e erupcionam por vestibular (mais comumente), lingual ou permanecem impactados. Os incisivos podem apresentar diastemas, pois passam a ocupar todo o espaço dos caninos decíduos além do espaço disponível para eles. Nesses casos é indicado o fechamento desses diastemas para que os caninos possam erupcionar.

No arco inferior, essa situação ocorre com maior freqüência e traz conseqüências mais graves, pois a perda precoce pode resultar em inclinação lingual dos incisivos inferiores, com diminuição do perímetro do arco. Os caninos permanentes ficam sem espaços para erupcionar, ficando impactados ou erupcionando em posições inadequadas. A conduta clínica indicada nesses casos é a instalação de aparelhos mantenedores de espaço que previnam a inclinação lingual dos incisivos, como o arco lingual.

PERDA PRECOCE DE MOLARES DECÍDUOS

A perda precoce dos molares decíduos sem que haja preocupação com a manutenção dos espaços gera conseqüências negativas para o desenvolvimento normal da oclusão.

Muitas vezes, a perda precoce de dentes decíduos posteriores ocorre quando os primeiros molares permanentes estão em fase de erupção, com trajetória no sentido mesial. Por esse motivo, o espaço destinado aos pré-molares é perdido com facilidade, causando impacção dos elementos sucessores ou desvio de suas vias normais de erupção.

Quanto mais posterior o elemento perdido, mais graves as conseqüências. A principal preocupação, portanto, deve ser quanto à perda precoce do segundo molar decíduo, pois o fechamento de espaço nesses casos parece ser mais rápido e mais completo.

É importante ressaltar que, nessa região posterior, encontra-se a maior diferença do diâmetro mésio-distal dos dentes decíduos em relação aos permanentes (*Leeway Space*), responsável por fornecer espaço para erupção dos pré-molares, estabelecimento da chave de oclusão e alinhamento fisiológico dos incisivos. A perda precoce dos molares decíduos compromete todo esse processo, reduzindo ou eliminando o *Leeway Space*.

Nesses casos, o planejamento de manutenção de espaço é imprescindível e a escolha do aparelho dependerá de alguns fatores, como tempo decorrido após a perda, fase de desenvolvimento de elemento sucessor, seqüência de erupção dentária, colaboração do paciente e quantidade de dentes envolvidos. O ideal é que o aparelho seja instalado no mesmo momento da extração do dente decíduo. Quando a perda é apenas de um molar decíduo, o aparelho mais indicado é o de alça e banda (Fig. 3.43). No entanto, se a perda for do segundo molar decíduo, sem que o primeiro molar permanente tenha erupcionado ainda, pode-se optar pelo aparelho com extensão distal intragengival ou aguardar a erupção do primeiro molar e recuperar posteriormente o espaço, opção mais viável clinicamente. Se a perda de espaço já tiver ocorrido, o aparelho de eleição deverá ser para recuperação do espaço, como placas com molas digitais (Fig. 3.44).

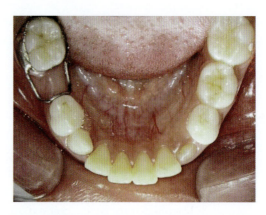

Fig. 3.43 Aparelho de alça e banda cimentado devido à perda precoce do segundo molar decíduo inferior unilateralmente.

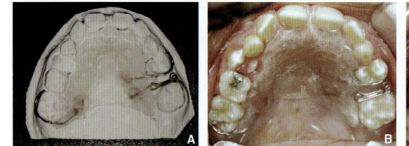
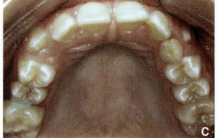

Fig. 3.44 Placa removível para recuperação do espaço com molas digitais. (**A**) Confeccionada no modelo; (**B**) em posição na boca; (**C**) após a recuperação do espaço, com o pré-molar já presente no arco.

A radiografia possui papel importante no planejamento, pois, se o elemento sucessor tiver 2/3 ou mais de raiz formada, não será necessária a colocação de um mantenedor de espaço, visto que o dente permanente já estará em sua época de erupção e, provavelmente, esta será acelerada. Se o sucessor estiver ausente, um planejamento cuidadoso deverá ser realizado, decidindo-se pelo fechamento do espaço ou por manter o espaço para instalação futura de implante ou prótese.

PERDAS MÚLTIPLAS DE DENTES DECÍDUOS

Nos casos de necessidade de extrações múltiplas de dentes decíduos, o mantenedor deve ser programado previamente. Em casos que envolvam perdas de dentes anteriores, o aparelho removível com dentes de estoque é a melhor opção (ver Fig. 3.41).

O arco lingual (Fig. 3.45) é uma ótima opção para perdas de vários elementos posteriores, podendo ser cimentado imediatamente após as extrações. Quando as extrações já ocorreram em tempos diferentes e o arco tiver seu perímetro reduzido, pode ser indicado algum tipo de recuperador de espaço.

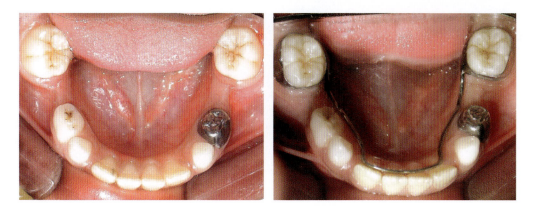

Fig. 3.45 Arco lingual cimentado devido à perda precoce de molares decíduos inferiores bilateralmente.

Cárie Dental

O índice de cárie dental vem diminuindo nas últimas décadas, mas ainda é um fator preocupante, pois pode gerar perda precoce de elementos dentários, redução de perímetro do arco, extrusão de antagonista e migração dos elementos vizinhos.

Para que essas conseqüências negativas sejam evitadas, é necessário que a restauração da forma anatômica seja feita o mais precocemente possível, permitindo o desenvolvimento normal da oclusão (Fig. 3.46).

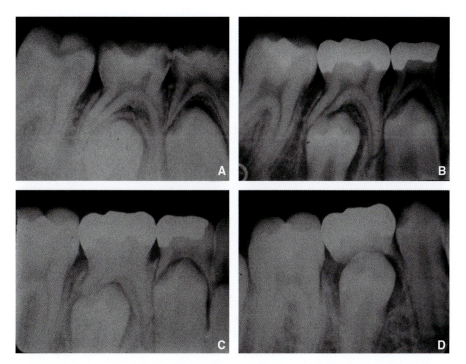

Fig. 3.46 (A) Lesão cariosa em molar decíduo; **(B)** confecção de restauração bem adaptada no elemento dentário; **(C e D)** seqüência de erupção normal do segundo pré-molar inferior. (Imagens cedidas pelo Prof. Dr. Hilton Souchois de Albuquerque Mello, titular da disciplina de Odontopediatria da F.O.U.E.R.J.)

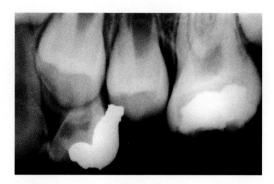

Fig. 3.47 Restauração inadequada causando impacção do elemento sucessor vizinho.

Restaurações Dentárias Inadequadas

Restaurações inadequadas podem provocar diferentes tipos de alterações no desenvolvimento normal da oclusão. Excessos interproximais aumentam a dimensão mésio-distal dos dentes, podendo provocar rotações, apinhamento, desvios da via de erupção normal e impacções dentárias devido à obstrução física (Fig. 3.47). A falta de material restaurador nas faces mesial e distal permite que ocorra redução do perímetro do arco por migração dos elementos vizinhos, provocando impacções dentárias e apinhamentos. Quando ocorre em dentes posteriores decíduos na fase de dentição mista, dificulta o estabelecimento da chave de oclusão por perda do *Leeway Space*.

Excessos na superfície oclusal podem gerar, por exemplo, contatos prematuros, mordida aberta e mordida cruzada funcional com desvio no posicionamento mandibular. Já a falta de material causa extrusão do dente antagonista.

O desenvolvimento de uma oclusão normal, com estabelecimento da chave de oclusão, está relacionado à reconstrução anatômica correta dos dentes em casos de fraturas ou cáries.

BIBLIOGRAFIA SUGERIDA

Biederman W. The problem of the ankylosed tooth. *Dent Clin North Am*, 1968 Jul; 409-24.

Ferreira FV. *Ortodontia: Diagnóstico e Planejamento Clínico*. 6ª ed. São Paulo: Artes Médicas, 2004:553.

Graber TM. *Orthodontics Principles and Practice*. 3ª ed. WB Saunders, 1972.

Graber TM, Vanarsdall RL Jr. *Princípios e Técnicas Atuais*. 3ª ed. Rio de Janeiro: Guanabara Koogan, 2002.

Guedes-Pinto AC. *Odontopediatria*. 7ª ed. São Paulo: Santos, 2003: 970.

Interlandi S. *Ortodontia: Bases para a Iniciação*. 5ª ed. São Paulo: Artes Médicas, 2002:615.

Moyers RE. *Ortodontia*. 4ª ed. Rio de Janeiro: Guanabara Koogan, 1991:483.

Neville BW *et al*. *Patologia Oral e Maxilofacial*. 1ª ed. Rio de Janeiro: Guanabara Koogan, 1998.

Proffit WR, Fields HW Jr. *Ortodontia Contemporânea*. 3ª ed. Rio de Janeiro: Guanabara Koogan, 2002:720.

Taylor JE. Clinical observations relating to the normal and abnormal frenum labii superioris. *Am J Orthod Oral Surg*, 1939 Jul; 7(25):646-50.

CAPÍTULO 4

Como Lidar com Problemas de Espaço

Vera Lucia Cosendey
Jonas Capelli Jr.

Problemas de espaço são decorrentes de fatores etiológicos de ordens geral e/ou local, e atuam gerando um desequilíbrio no sistema de forças que mantêm os dentes em seu correto posicionamento nas arcadas. Assim, fatores de ordem local, como a perda precoce de dentes decíduos, anquiloses, erupções ectópicas, cáries, restaurações dentárias deficientes, ou de ordem geral, como desarmonias entre o tamanho dos dentes e o de suas bases ósseas, interferem nesse equilíbrio, podendo alterar o perímetro do arco dentário.

Para que se possa indicar, em bases científicas, soluções para problemas de espaço, são necessários conhecimentos de aspectos básicos do desenvolvimento das dentições decídua, mista e permanente, incluindo características específicas de cada fase e o conhecimento de métodos de predição de espaço, além de avaliação clínica e radiográfica.

A análise de espaço é um determinante crítico nas decisões de planejamento do tratamento ortodôntico, seja ele preventivo, interceptativo ou corretivo.

ANÁLISE DA DENTIÇÃO MISTA

O monitoramento da transição entre a dentição mista e a dentição permanente é um instrumento de importância no diagnóstico, prevenção e interceptação de algumas maloclusões. A análise da dentição mista foi inicialmente proposta por Nance, em 1947. Essa análise requer uma comparação entre a quantidade de espaço avaliado no arco e a quantidade de espaço requerido para o alinhamento adequado dos dentes permanentes. Tem como objetivo avaliar a quantidade de espaço disponível no arco para os dentes permanentes e os necessários ajustes oclusais (Moyers). O conhecimento das alterações no perímetro do arco que podem ocorrer com o crescimento e o desenvolvimento, já descritas no Cap. 1, é ferramenta importante que, somada ao conhecimento da quantidade de espaço disponível no arco, vai direcionar a indicação da terapêutica ortodôntica ideal para cada caso, evitando assim, muitas vezes, a falta de intervenção necessária para impedir o agravamento de problemas relacionados à falta de espaço ou a instalação inadequada de aparelhos de manutenção ou recuperadores de espaço.

Espaço Avaliado ou Espaço Presente

O espaço avaliado representa o espaço de base óssea existente para o correto posicionamento de todos os dentes permanentes, considerando a face mesial do primeiro molar permanente, de um lado, e a mesial do primeiro molar, do lado oposto. Dois métodos são tradicionalmente usados: fio de latão e compasso de ponta seca ou paquímetro.

O fio de latão deve ser contornado ao longo da linha de oclusão: a linha do sulco central dos dentes superiores e a linha das cúspides vestibulares inferiores, passando pelas bordas incisais dos dentes anteriores, de mesial de

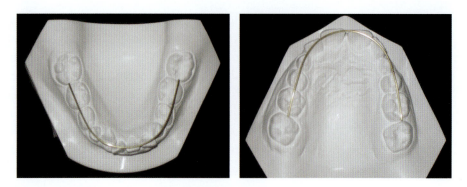

Fig. 4.1 Medição em modelo de gesso com fio de latão.

primeiro molar a mesial de primeiro molar do lado oposto. Esse fio deve ser então retificado e medido (Fig. 4.1).

A medição do espaço avaliado por meio de compasso de ponta seca ou paquímetro deve ser obtida pela divisão do arco dentário em seis segmentos a serem medidos ao longo da crista alveolar. Do espaço médio entre incisivos centrais à face distal de incisivo lateral, da face distal de incisivo lateral à distal de canino, da distal de canino à mesial de primeiro molar permanente, repetindo-se no lado oposto (Fig. 4.2A e B). Essas medidas devem ser registradas em ficha própria para armazenamento dos dados da análise (Fig. 4.3).

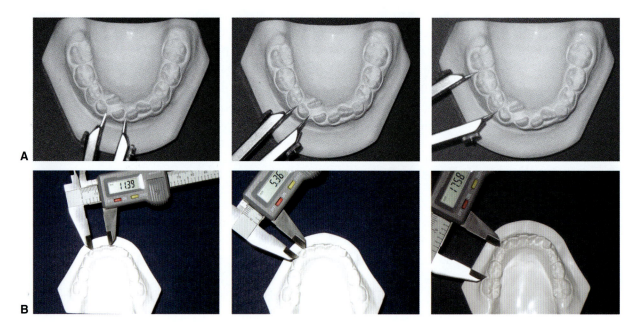

Fig. 4.2 (A) Medição em modelos de gesso com compasso de ponta seca. **(B)** Medição em modelos de gesso com paquímetro.

Faculdade de Odontologia
Disciplina de Ortodontia IV

Nome do Paciente: _____ Data: ___ / ___ / _____
Nome do Aluno: _____ Professor: _____

Item 1

Espaço Inferior Avaliado

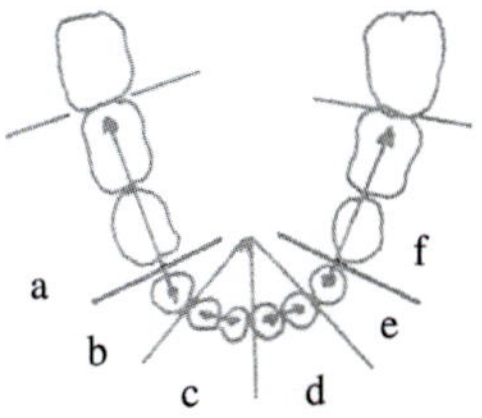

a: _____ mm
b: _____ mm
c: _____ mm
d: _____ mm
e: _____ mm
f: _____ mm

Total: _____ mm

Item 2

Largura dos Incisivos Inferiores

41: _____ mm
31: _____ mm
42: _____ mm
32: _____ mm

Total: _____ mm

Item 3

Espaço Superior Avaliado

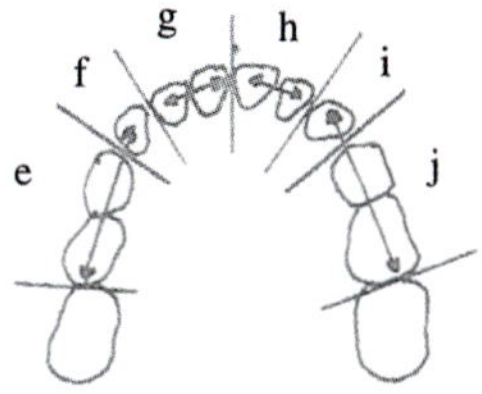

e: _____ mm
f: _____ mm
g: _____ mm
h: _____ mm
i: _____ mm
j: _____ mm

Total: _____ mm

Item 4

Largura dos Incisivos Superiores

11: _____ mm
21: _____ mm
12: _____ mm
22: _____ mm

Total: _____ mm

Item 5

Análise da Discrepância Inferior

A. Espaço total avaliado _____ (item 1);
B. Soma das larguras de incisivo inferiores _____ (item 2);
C. Soma de caninos e pré-esquerdos (estimada a partir dos incs. infs.)_____ ;
D. Soma de caninos e pré-direitos (estimada a partir dos incs. infs.)_____ ;
E. Espaço total requerido (B + C + D) _____ ;
F. Discrepância (a – e) _____ .

Item 6

Análise da Discrepância Superior

A. Espaço total avaliado _____ (item 3);
B. Soma das larguras de incisivos superiores _____ (item 4);
C. Soma de caninos e pré-esquerdos (estimada a partir dos incs. infs.)_____ ;
D. Soma de caninos e pré-direitos (estimada a partir dos incs. infs.)_____ ;
E. Espaço total requerido (B + C + D) _____ ;
F. Discrepância (a – e) _____ .

Item 7

Oclusão dos Primeiros Molares Permanentes

Lado Dir. ( ) Classe I ( ) Lado Esq.
( ) Topo ( )
( ) Classe II ( )
( ) Classe III ( )

Item 8

Classificação de Angle

( ) Classe I;
( ) Classe II;
( ) Classe III.

Fig. 4.3 Ficha para registro das medidas obtidas e análise da discrepância.

Espaço Requerido

Obtenção do Espaço Requerido

O espaço requerido é o espaço necessário para o alinhamento de todos os dentes permanentes. Na dentição mista, a soma do maior diâmetro mésio-distal dos incisivos permanentes inferiores irrompidos é usada para a estimativa do tamanho dos caninos e pré-molares não-irrompidos. Diferentes abordagens podem ser utilizadas para esse propósito: (1) o tamanho dos caninos e pré-molares não-irrompidos é calculado por medições em imagens radiográficas, usando um controle para ampliação; (2) o tamanho dos caninos e pré-molares é obtido em tabelas de estimativas, por meio dos tamanhos de dentes permanentes já irrompidos; (3) o tamanho dos caninos e pré-molares é obtido pela combinação de métodos, radiografias e tabelas de estimativas. Na dentição permanente, o espaço requerido pode ser medido com um compasso de ponta seca ou paquímetro, posicionado no maior diâmetro mésio-distal de cada dente.

MÉTODOS DE ANÁLISE DA DENTIÇÃO

Análise Proposta por Nance

Nance observou que existe uma diferença média de 3,4 mm entre a soma dos diâmetros mésio-distais de canino, primeiro molar e segundo molar decíduos inferiores e a soma de seus sucessores permanentes. No arco superior, essa diferença positiva entre a soma de canino e molares decíduos e a de seus sucessores permanentes é de 1,8 mm. O método estabelecido por Nance estima o diâmetro mésio-distal de caninos e pré-molares inferiores não-irrompidos, utilizando medições em radiografias periapicais. Quando o dente a ser medido está mal posicionado, utiliza-se o dente equivalente do lado oposto, ou, quando a dificuldade é bilateral, o valor é obtido fazendo-se uma correlação com as médias dos tamanhos dentários (Tabela 4.1).

Essa análise é pouco utilizada por ser baseada em radiografias periapicais, o que reduz sua precisão, dadas as ampliações das imagens radiográficas.

Tabela 4.1 *Médias dos tamanhos dentários*

Dente	Tamanho
Canino	6,9 mm
Primeiro pré-molar	6,9 mm
Segundo pré-molar	7,1 mm

Radiografia Cefalométrica em 45°

A técnica da radiografia cefalométrica em 45° utiliza um cefalostato para o posicionamento da cabeça, de forma que o ângulo formado entre o plano médio sagital da cabeça do paciente e o filme seja de 45°.

A percentagem de variação em dimensão entre o objeto e sua imagem no filme oblíquo é relativamente pequena e menos grave do que as das radiografias cefalométricas convencionais (Barber *et al.*). Essa ampliação pode ser corrigida utilizando-se equação de regressão linear, possibilitando o uso dessa técnica para a avaliação horizontal do tamanho de caninos e pré-molares inferiores. Nesse método, o diâmetro mésio-distal de caninos e pré-molares não-irrompidos é obtido por meio da medição direta na radiografia, com compasso de ponta seca ou paquímetro (Fig. 4.4).

Análise Proposta por Moyers

Esse método baseia-se na correlação positiva entre o tamanho dos incisivos inferiores e os diâmetros combinados dos caninos e pré-molares em cada um dos arcos, para predizer a quantidade de espaço requerido. Os incisivos inferiores são escolhidos como referência porque estão entre os primeiros dentes permanentes a irromper; porque apresentam boa correlação de tamanho com os dentes posteriores e superiores; por serem a área onde ocorrem com maior freqüência os problemas de espaço e por serem fáceis de medir. Assim, a predição do tamanho tanto dos dentes superiores quanto dos dentes inferiores é feita baseada no tamanho dos incisivos inferiores.

Segundo Moyers, esse método apresenta as seguintes vantagens: (1) possui um erro sistemático mínimo, e a variação desse erro é conhecida; (2) não requer muito tempo; (3) não necessita equipamento especial nem radiografias; (4) pode ser realizado nos dois arcos dentários.

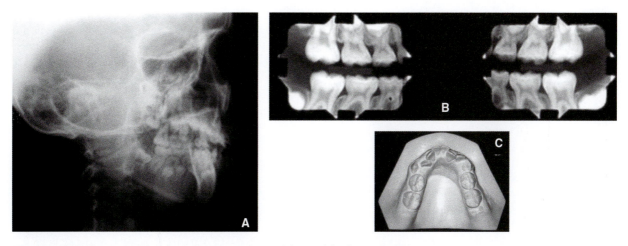

Fig. 4.4 Radiografia em 45° (**A**), radiografias interproximais (**B**) e modelo de estudo (**C**).

Com um compasso de ponta seca, o maior diâmetro mésio-distal dos quatro incisivos inferiores é medido e registrado numa ficha para análise da dentição mista. Com o somatório desses diâmetros, procura-se na tabela de probabilidade (Tabela 4.2A e B) o valor que mais se aproxima ao somatório dos diâmetros mésio-distais dos incisivos inferiores e correlaciona-se com o valor da coluna correspondente ao nível de 75%. Esse valor representa o somatório de canino, primeiro e segundo pré-molares, de um lado. O autor usou níveis de confiança, variando de 5 a 95%, para estimativa desse somatório; o valor de 75% foi esco-

Tabela 4.2A *Tabela de probabilidade para predição do diâmetro mésio-distal de canino, primeiro pré-molar e segundo pré-molar, no arco inferior a partir de incisivos inferiores, para os sexos masculino e feminino*

Canino e Pré-molares Inferiores													
Sexo masculino													
Σ 21I 12 = 19,5		20,0	20,5	21,0	21,5	22,0	22,5	23,0	23,5	24,0	24,5	25,0	25,5
95%	21,6	21,8	22,0	22,2	22,4	22,6	22,8	23,0	23,2	23,5	23,7	23,9	24,2
85%	20,8	21,0	21,2	21,4	21,6	21,9	22,1	22,3	22,5	22,7	23,0	23,2	23,4
75%	20,4	20,6	20,8	21,0	21,2	21,4	21,6	21,9	22,1	22,3	22,5	22,8	23,0
65%	20,0	20,2	20,4	20,6	20,9	21,1	21,3	21,5	21,8	22,0	22,2	22,4	22,7
50%	19,5	19,7	20,0	20,2	20,4	20,6	20,9	21,1	21,3	21,5	21,7	22,0	22,2
35%	19,0	19,3	19,5	19,7	20,0	20,2	20,4	20,67	20,9	21,1	21,3	21,5	21,7
25%	18,7	18,9	19,1	19,4	19,6	19,8	20,1	20,3	20,5	20,7	21,0	21,2	21,4
15%	18,2	18,5	18,7	18,9	19,2	19,4	19,6	19,9	20,1	20,3	20,5	20,7	20,9
5%	17,5	17,7	18,0	18,2	18,5	18,7	18,9	19,2	19,4	19,6	19,8	20,0	20,2
Sexo feminino													
95%	20,8	21,0	21,2	21,5	21,7	22,0	22,2	22,5	22,7	23,0	23,3	23,6	23,9
85%	20,0	20,3	20,5	20,7	21,0	21,2	21,5	21,8	22,0	22,3	22,6	22,8	23,1
75%	19,6	19,8	20,1	20,3	20,6	20,8	21,1	21,3	21,6	21,9	22,1	22,4	22,7
65%	19,2	19,5	19,7	20,0	20,2	20,5	20,7	21,0	21,3	21,5	21,8	22,1	22,3
50%	18,7	19,0	19,2	19,5	19,8	20,0	20,3	20,5	20,8	21,1	21,3	21,6	21,8
35%	18,2	18,5	18,8	19,0	19,3	19,6	19,8	20,1	20,3	20,6	20,9	21,1	21,4
25%	17,9	18,1	18,4	18,7	19,0	19,2	19,5	19,7	20,0	20,3	20,5	20,8	21,0
15%	17,4	17,7	18,0	18,3	18,5	18,8	19,1	19,3	19,6	19,8	20,1	20,3	20,6
5%	16,7	17,0	17,2	17,5	17,8	18,1	18,3	18,6	18,9	19,1	19,3	19,6	19,8

Tabela 4.2B *Tabela de probabilidade para predição do diâmetro mésio-distal de canino, primeiro pré-molar e segundo pré-molar, no arco superior, a partir de incisivos inferiores para os sexos masculino e feminino*

Canino e Pré-molares Superiores													
Sexo masculino													
Σ 2Ⅰ1 1 2 = 19,5	20,0	20,5	21,0	21,5	22,0	22,5	23,0	23,5	24,0	24,5	25,0	25,5	
95%	21,2	21,4	21,6	21,9	22,1	22,3	22,6	22,8	23,1	23,4	23,6	23,9	24,1
85%	20,6	20,9	21,1	21,3	21,6	21,8	22,1	22,3	22,6	22,8	23,1	23,3	23,6
75%	20,3	20,5	20,8	21,0	21,3	21,5	21,8	22,0	22,3	22,5	22,8	23,0	23,3
65%	20,0	20,3	20,5	20,8	21,0	21,3	21,5	21,8	22,0	22,3	22,5	22,8	23,0
50%	19,7	19,9	20,2	20,4	20,7	20,9	21,2	21,5	21,7	22,0	22,2	22,5	22,7
35%	19,3	19,6	19,9	20,1	20,4	20,6	20,9	21,1	21,4	21,6	21,9	22,1	22,4
25%	19,1	19,3	19,6	19,9	20,1	20,4	20,6	20,9	21,1	21,4	21,6	21,9	22,1
15%	18,8	19,0	19,3	19,6	19,8	20,1	20,3	20,6	20,8	21,1	21,3	21,6	21,8
5%	18,2	18,5	18,8	19,0	19,3	19,6	19,8	20,1	20,3	20,6	20,8	21,0	21,3
Sexo feminino													
95%	21,4	21,6	21,7	21,8	21,9	22,0	22,2	22,3	22,5	22,6	22,8	22,9	23,1
85%	20,8	20,9	21,0	21,1	21,3	21,4	21,5	21,7	21,8	22,0	22,1	22,3	22,4
75%	20,4	20,5	20,6	20,8	20,9	21,0	21,2	21,3	21,5	21,6	21,8	21,9	22,1
65%	20,1	20,2	20,3	20,5	20,6	20,7	20,9	21,0	21,2	21,3	21,4	21,6	21,7
50%	19,6	19,8	19,9	20,1	20,2	20,3	20,5	20,6	20,8	20,9	21,0	21,2	21,3
35%	19,2	19,4	19,5	19,7	19,8	19,9	20,1	20,2	20,4	20,5	20,6	20,8	20,9
25%	18,9	19,1	19,2	19,4	19,5	19,6	19,8	19,9	20,1	20,2	20,3	20,5	20,6
15%	18,5	18,7	18,8	19,0	19,1	19,3	19,4	19,6	19,7	19,8	20,0	20,1	20,2
5%	17,8	18,0	18,2	18,3	18,5	18,6	18,8	18,9	19,1	19,2	19,3	19,4	19,5

lhido como estimativa porque, clinicamente, é preferível estimar um valor acima do valor real. Esse valor deve ser registrado para os lados direito e esquerdo.

A partir desses registros, é possível conhecer o espaço requerido para um bom posicionamento dos dentes anteriores aos primeiros molares.

Análise Proposta por Tanaka & Johnston

A tabela de probabilidade de Moyers foi reavaliada por Tanaka & Johnston. A análise desenvolvida por eles não utiliza radiografias nem tabelas e pode ser usada na mandíbula e na maxila. Eles observaram que o tamanho de canino e pré-molares não-irrompidos de cada quadrante pode ser estimado utilizando-se a medida da metade do diâmetro do somatório dos 4 incisivos inferiores. Acrescentando a essa medida 10,5 mm, estima-se o diâmetro de canino e pré-molares inferiores de um lado. Repetindo o procedimento e agora acrescentando 11,0 mm, obtém-se o somatório de canino e pré-molares superiores, de um lado.

$$I = (X:2 + 10,5 \text{ mm}) \times 2$$
$$S = (X:2 + 11,0 \text{ mm}) \times 2$$

I = largura dos caninos e pré-molares inferiores não-irrompidos
S = largura dos caninos e pré-molares superiores não-irrompidos
Y = largura dos quatro incisivos inferiores

O acréscimo de 10,5 mm para o arco inferior e o de 11,0 mm para o arco superior são constantes usadas ao nível de 75% de probabilidade.

Análise Proposta por Hixon e Oldfather

Hixon e Oldfather apresentaram uma técnica de estimativa de tamanho dentário que envolve a soma do maior diâmetro mésio-distal de incisivos central e lateral permanentes na mandíbula e a soma dos diâmetros dos pré-molares mandibulares do mesmo lado, não-irrompidos, obtidos em radiografia intra-oral de boa qualidade, executada pela técnica do cone longo (Tabela 4.3). Segundo eles, o índice de precisão desse método é de 25% sobre os outros métodos.

Tabela 4.3 *Estimativa do tamanho dentário de canino, primeiro pré-molar e segundo pré-molar a partir dos valores medidos com uso de radiografia intra-oral*

Estimativa do Tamanho de 3,4,5 Mandibulares*	
Valor medido (mm)	Tamanho dentário estimado
23	18,4
24	19
25	19,7
26	20,3
27	21
28	21,6
29	22,3
30	22,9

*Dados válidos somente para raios X obtido com uso de cone longo.

Em estudo comparativo entre as análises de Hixon e Oldfather, Moyers e Tanaka e Johnston, realizado por Kaplan *et al.*, o método que apresentou o maior coeficiente de correlação foi o de Hixon e Oldfather. Porém, os métodos de Moyers e Tanaka e Johnston são os mais comumente usados pela facilidade de compreensão e execução.

A análise de predição de espaço deve ser complementada com a análise de registros ortodônticos: radiografias cefalométrica e panorâmica, modelos de estudo, fotografias e informações provenientes do exame clínico. Somente a análise do espaço avaliado e do espaço requerido no arco dentário não fornece dados para o planejamento criterioso de uma conduta ortodôntica.

Na ortodontia contemporânea, alguns profissionais têm utilizado modelos digitais como parte dos registros ortodônticos, devido à dificuldade crescente de armazenamento dos modelos de gesso. Estudos como os de Rheude *et al.*; Lundner e Mullen *et al.* avaliaram a confiabilidade desse método de diagnóstico na clínica ortodôntica e concluíram que os modelos digitais apresentam confiabilidade e podem ser usados na maioria das situações. Assim, as medições das dimensões dos arcos dentários, o cálculo do volume dentário e as análises de predição de espaço também podem ser realizados digitalmente. No entanto, recomendaram o uso de modelos de gesso para os pacientes ortocirúrgicos e para os pacientes com indicação de extrações.

DISCREPÂNCIA

É a diferença entre a medida do espaço avaliado e a medida do espaço requerido. Representa a estimativa da medida do espaço que será encontrado, no arco dentário, ao final da dentição mista. A discrepância poderá ser positiva, negativa ou nula.

As diferentes possibilidades das discrepâncias obtidas através da análise da dentição sugerem a indicação de quatro diferentes condutas básicas de tratamento, que incluem: (1) supervisão de espaço, (2) manutenção de espaço, (3) recuperação de espaço e (4) extração seriada.

Discrepância Positiva

Supervisão de Espaço

Nas situações em que os incisivos inferiores se encontram apinhados e a condição de espaço no arco é favorável, sendo a discrepância positiva, o correto alinhamento de incisivos pode ser obtido através de desgastes interproximais ou, até mesmo, de extrações programadas de dentes decíduos, proporcionando uma erupção mais distal de caninos e molares decíduos. Nas extrações programadas dos dentes decíduos, três princípios básicos devem ser seguidos: (1) aguardar o estágio 7 de Nolla de desenvolvimento para caninos e primeiros pré-molares; (2) os dentes decíduos são extraídos seqüencialmente para favorecer uma seqüência de erupção de caninos, primeiros pré-molares e segundos

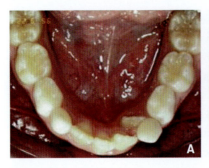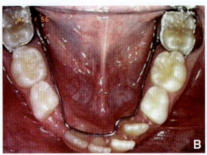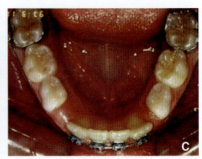

Fig. 4.5 Supervisão de espaço na arcada inferior. Apinhamento na região de incisivos inferiores (**A**). Foi colocado arco lingual e extraídos os caninos decíduos (**B**). Foram realizados desgastes nas faces mesiais dos primeiros molares decíduos para favorecer a erupção distal dos caninos. Foram colados bráquetes para alinhamento dos incisivos e manutenção do perímetro do arco (**C**).

pré-molares na mandíbula (Fig. 4.5) e primeiros pré-molares, segundos pré-molares e caninos na maxila; (3) os dentes inferiores devem irromper antes dos superiores e a migração fisiológica dos primeiros molares deve ser contida.

Importante: se o canino decíduo é excessivamente desgastado ou extraído nessa fase, pode haver comprometimento no mecanismo de ajuste da circunferência do arco (Moorrees), o que pode ser observado na Fig. 4.6.

Observando-se os princípios básicos já descritos, nos casos de apinhamento suave de incisivos inferiores com discrepância de arco favorável e relação molar de Classe I, o procedimento da supervisão de espaço poderá ser iniciado com a extração dos caninos decíduos, favorecendo a acomodação e o alinhamento espontâneo dos incisivos. Quando, com o acompanhamento do desenvolvimento da dentição, se observam, à palpação, um aumento do volume gengival na região de caninos e um bloqueio ou falta de espaço para sua erupção, os primeiros molares decíduos deverão ser extraídos e as faces mesiais dos segundos molares decíduos deverão ser desgastadas; isso favorece uma erupção dos caninos permanentes mais distal. Nessa fase, um arco lingual deverá ser instalado, evitando o deslizamento mesial dos primeiros molares permanentes e permitindo

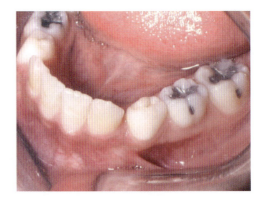

Fig. 4.6 Extração precoce de caninos decíduos comprometendo o mecanismo natural de ajuste do arco dentário.

que os segundos molares decíduos sejam extraídos, obtendo-se assim espaço para erupção dos primeiros e segundos pré-molares (Fig. 4.7A e B).

O mesmo procedimento poderá ser indicado em casos de apinhamento com relação molar de topo ou de Classe II; porém, nesses casos, deve-

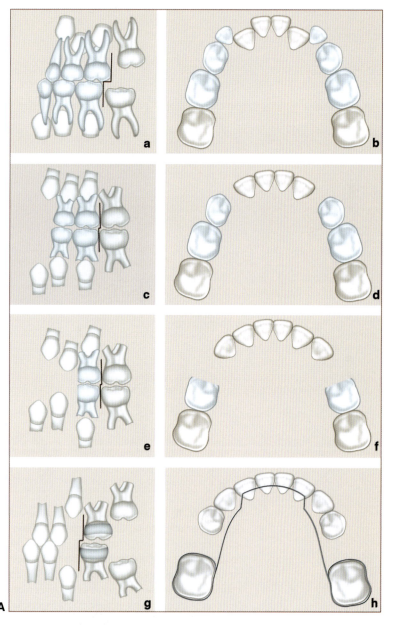

Fig. 4.7 (A) Seqüência esquemática da supervisão de espaço. **(a)** Relação dentária de Classe I ou degrau mesial, com discrepância positiva; **(b)** apinhamento de incisivos inferiores; **(c)** os caninos decíduos são extraídos; **(d)** essa extração tem o objetivo de fornecer espaço para melhorar o alinhamento dos incisivos; **(e)** com os pré-molares no estágio 7 de Nolla, os primeiros molares decíduos são extraídos; **(f)** desgastes são feitos nas faces mesiais dos segundos molares decíduos; **(g** e **h)** época de instalar um arco lingual e de extrair os segundos molares decíduos (Moyers).

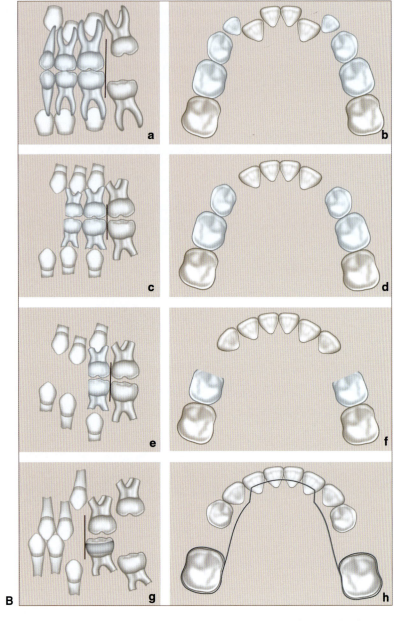

Fig. 4.7 Cont. (**B**) Seqüência esquemática da supervisão de espaço na relação molar de topo ou de plano terminal reto. (**a**) Relação dentária de plano terminal reto, com discrepância positiva; (**b**) apinhamento de incisivos inferiores; (**c**) os caninos decíduos são extraídos; (**d**) efeito da extração dos caninos na melhora do posicionamento dos incisivos; (**e**) extração dos primeiros molares decíduos; (**f**) desgastes são feitos nas faces mesiais dos segundos molares decíduos; (**g** e **h**) época de instalar um arco lingual e de extrair os segundos molares decíduos inferiores. Os primeiros molares permanentes podem já ter estabelecido uma relação de Classe I ou manter-se de topo (Moyers).

se lembrar de que o apinhamento é um problema secundário a uma face desequilibrada esqueleticamente, na maioria dos casos. E a relação molar de Classe I deverá ser alcançada com o movimento distal dos primeiros molares superiores por meio de aparelhos distalizadores, criteriosamente indicados, e, na maioria dos casos, deverá ser realizado tratamento orto-dôntico corretivo.

Discrepância Zero

Manutenção de Espaço

A manutenção de espaço não é realizada somente em casos de perda pre-coce de dentes decíduos. Sendo o apinhamento dental o tipo mais comum de maloclusão na dentição mista, muitas vezes a manutenção de espaço, num arco mandibular com apinhamento, nessa fase da dentição, proporciona espa-ço para o correto posicionamento dos dentes na dentição permanente. O que pode ser confirmado em estudo clínico realizado por Gianelly, em que 68% dos pacientes com manutenção de espaço por meio de arco lingual apresen-taram espaço adequado para alinhamento dos incisivos.

Como a solução para os problemas de espaço na mandíbula tem resolução mais complexa, o grau de gravidade desse apinhamento e a solução adotada para o mesmo normalmente direcionam o planejamento do tratamento orto-dôntico para a arcada superior. Usualmente, o leve apinhamento na discre-pância zero será solucionado pelo espaço disponível positivo na região poste-rior do arco dentário, preservado por meio da instalação de arco lingual que impedirá a migração mesial dos primeiros molares inferiores. Há necessidade de acompanhar a troca da dentição de forma que a seqüência mais favorável seja completada (Fig. 4.8).

A época mais adequada para intervir no apinhamento dental, através da manutenção de espaço com arco lingual, é o final do período de transição en-tre a dentição mista e permanente. É nessa fase que ocorre a maior redução no perímetro do arco, podendo ser evitada com o uso do arco lingual (Fig. 4.9).

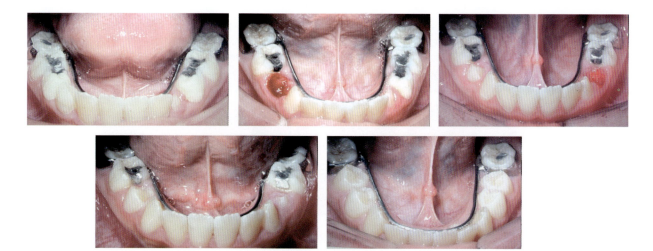

Fig. 4.8 Manutenção de espaço na discrepância zero, proporcionando uma seqüência de erupção mais favorável e um melhor alinhamento dentário.

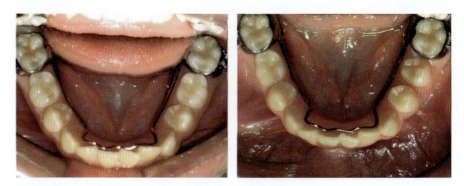

Fig. 4.9 Arco lingual instalado no final da dentição mista, impedindo o deslizamento mesial dos primeiros molares inferiores permanentes. O *Leeway Space* (espaço livre de Nance) poderá ser utilizado para alinhamento dos incisivos.

Discrepância Negativa Pequena

Recuperação de Espaço

Nessa situação, a redução no perímetro do arco normalmente é decorrente de migração mesial do primeiro molar permanente por perda precoce do segundo molar decíduo, erupção ectópica do primeiro molar permanente (Fig. 4.10) ou lesões de cárie na face distal do segundo molar decíduo. A decisão de recuperação de espaço depende diretamente da discrepância encontrada;

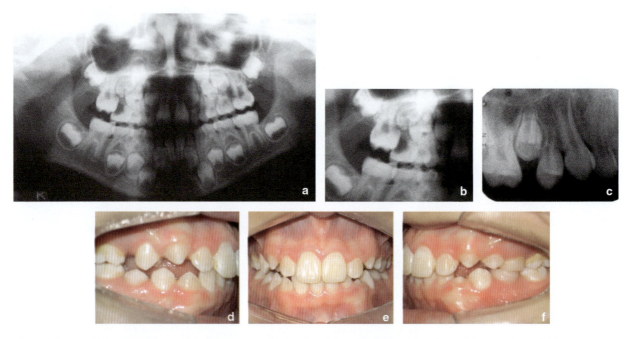

Fig. 4.10 Radiografia panorâmica mostrando erupção ectópica do primeiro molar superior direito (**a**) e ampliação (**b**); imagem do segundo pré-molar impactado (**c**). Bloqueio de erupção do segundo pré-molar, pela erupção mesial do molar e distalização do primeiro pré-molar e canino (**d**), causando um desvio de linha média superior (**e**); lado esquerdo desenvolvendo-se com normalidade (**f**).

ela deve ser pequena para que a intervenção possibilite espaço adequado para erupção de todos os dentes permanentes. Um diagnóstico criterioso é de extrema importância para o sucesso desse procedimento. As opções para a recuperação de espaço são: (1) movimento para o sentido distal dos primeiros molares permanentes, por meio de forças intra-orais, aplicadas por aparelhos removíveis com molas ou até de tração extra-oral; (2) projeção de incisivos por meio de aparelhagem fixa ou removível; (3) movimento labial passivo dos incisivos em decorrência da remoção da pressão exercida pela musculatura do lábio, com a utilização do *lip bumper*; (4) expansão transversa do arco por meio de aparelhos fixos, expansores ou disjuntores e aparelhos removíveis. Antes da indicação do tipo de aparelho para a movimentação, é importante estar atento para o momento ideal de recuperar espaço; a presença de segundos molares permanentes é um fator limitante nessa intervenção, assim como a posição do primeiro molar permanente e a relação transversa entre os arcos, que devem ser atentamente observadas (Fig. 4.11A e B).

Discrepância Negativa Acentuada

Na discrepância negativa acentuada, na grande maioria das vezes, a decisão de tratamento envolve a extração de dentes permanentes. Essa decisão pode ser tomada ainda no início da dentição decídua, com a remoção gradativa e seqüencial de alguns dentes decíduos e, posteriormente, de dentes permanentes, como solução para problemas graves de falta de espaço, ou poderá ser adiada para a época do tratamento ortodôntico corretivo.

Extração Seriada

O procedimento conhecido como extração seriada foi desenvolvido nos anos de 1930 e ainda hoje é opção de tratamento, em arcos com graves problemas de espaço; porém, pode ser mais prejudicial do que benéfica, se não for executada apropriadamente. É importante ter bom conhecimento do desenvolvimento esquelético, muscular e dentário, nessa fase da dentição, e da análise de registros ortodônticos, incluindo modelos de estudo, registros fotográficos intra-orais e extra-orais, radiografias dentais e radiografia cefalométrica de perfil para avaliação da relação das bases ósseas, do grau de projeção de incisivos e do perfil e estética facial. Algumas características básicas devem ser observadas antes de se indicar o procedimento da extração seriada: (1) ausência de desarmonia esquelética, (2) relação molar de Classe I, (3) sobremordida normal, (4) deficiência de perímetro de arco de 10 mm ou mais (Proffit).

O desenvolvimento radicular de caninos permanentes e primeiros pré-molares influencia a decisão sobre qual dente deverá ser extraído primeiro. O objetivo, na maioria das vezes, é a extração dos primeiros pré-molares superiores e inferiores, antes que a erupção dos caninos tenha acontecido, favorecendo uma erupção mais para o sentido distal nos arcos dentais.

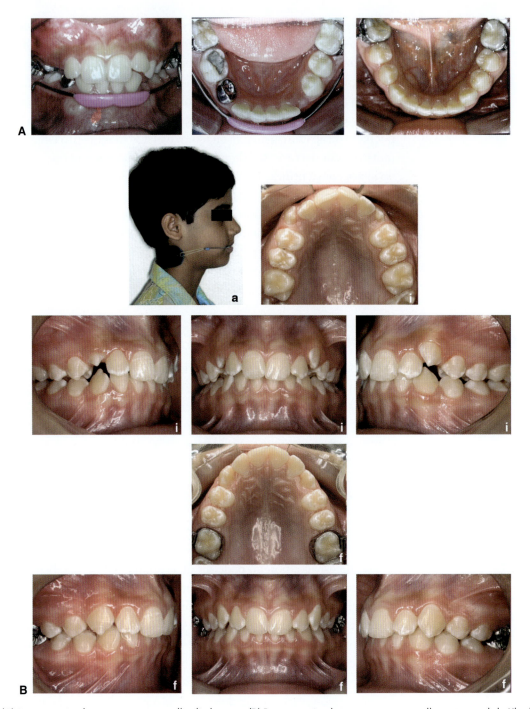

Fig. 4.11 (A) Recuperação de espaço com aparelho *lip bumper*. **(B)** Recuperação de espaço com aparelho extra-oral de Kloehn **(a)**. Fotografias iniciais, falta de espaço para erupção de caninos superiores e relação molar de Classe II **(i)**. Após o uso do extra-oral, os caninos estão bem posicionados na arcada e a relação molar é de Classe I **(f)**.

Algumas características da maloclusão presentes no momento da decisão da extração seriada direcionam o procedimento.

Quando está presente um apinhamento grave de incisivos e a avaliação de radiografias periapicais mostra a coroa do primeiro pré-molar à frente da coroa do canino permanente e o primeiro pré-molar está com menos da metade do comprimento da raiz formada, a extração dos caninos decíduos deve ser feita para aliviar o apinhamento. Nessa situação, o primeiro molar decíduo deve ser mantido até que o primeiro pré-molar atinja metade do comprimento radicular, para ter sua erupção acelerada e posterior extração.

Na presença de uma biprotrusão de incisivos permanentes, estando a coroa do primeiro pré-molar nivelada com a do canino permanente e o primeiro pré-molar com metade do comprimento da raiz formada, é recomendado que o primeiro molar decíduo seja extraído, para acelerar a erupção de seu sucessor, e, uma vez irrompido, deve ser removido.

No arco superior, a extração dos primeiros pré-molares deve ser adiada até que esteja próxima a erupção dos caninos permanentes para evitar a migração dos dentes posteriores.

A instalação de um arco lingual está indicada no momento em que se inicia o procedimento, quando não se deseja a migração dos primeiros molares permanentes, em virtude de a deficiência de espaço ser tão grave a ponto de não se desejar um encurtamento do perímetro do arco, ou não estar indicada uma inclinação lingual de incisivos.

Radiografias periapicais ou panorâmicas devem ser realizadas periodicamente para observar a relação entre os germes dos caninos permanentes e primeiros pré-molares e o grau de desenvolvimento radicular.

O procedimento de extração seriada apresenta algumas vantagens: permite um melhor posicionamento dos dentes durante sua erupção; nos casos de protrusão de incisivos, aumenta a estabilidade do tratamento ortodôntico, possibilitando aos incisivos um melhor posicionamento na base óssea mandibular (J. Dale); reduz o apinhamento grave de incisivos, prevenindo perdas ósseas nessa região; pode reduzir o tempo do tratamento ortodôntico ou até mesmo evitá-lo; nos pacientes com biprotrusão, melhora a estética facial reduzindo a convexidade do perfil facial.

Apresenta também algumas desvantagens, que devem ser consideradas: se a indicação do procedimento de extração seriada não for precisa, ela pode aumentar o tempo do tratamento ortodôntico, agravando a maloclusão ou tornando mais complexo o fechamento dos espaços remanescentes; pode produzir colapso na região de caninos e pré-molares, pelo posicionamento radicular divergente desses dentes; pode produzir línguo-versão acentuada dos incisivos inferiores; pode aumentar a sobremordida; pode produzir alteração facial acentuando a concavidade de um perfil reto ou côncavo.

A extração seriada está contra-indicada nas maloclusões que, apesar de apresentarem um apinhamento ântero-inferior grave, apresentam também os incisivos retroinclinados em relação à sua base óssea e possuem um perfil facial côncavo.

A decisão da indicação da extração seriada deve ser restrita, e os profissionais que a indicarem devem dominar o conhecimento diagnóstico e técnico que os possibilitem tratar os problemas ou os efeitos adversos dessa conduta. Devem saber fazer bom uso das técnicas ortodônticas para solucionar possíveis problemas subseqüentes. Exemplos da extração seriada podem ser vistos nas Figs. 4.12 (até 12E) e 4.13 (até 13C).

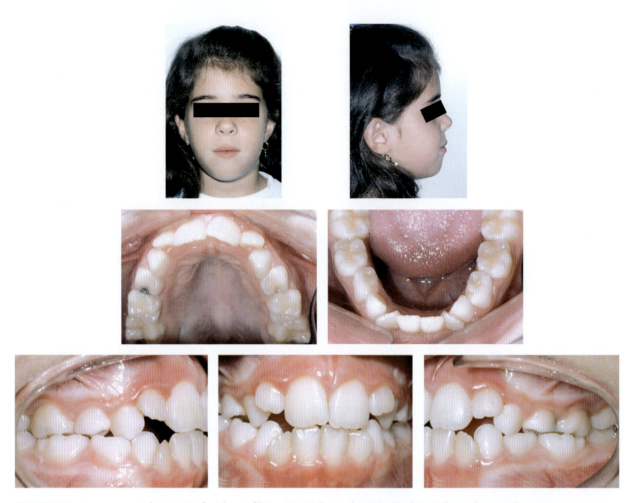

Fig. 4.12 Paciente apresentando simetria facial e perfil convexo. Relação dentária de Classe I de Angle e apinhamento grave na região anterior.

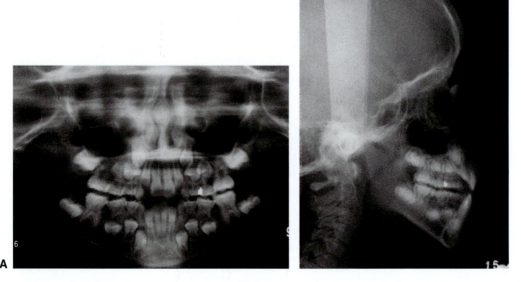

Fig. 4.12 Cont. (**A**) Na radiografia panorâmica, observam-se falta de espaço grave para erupção de caninos e a seqüência de erupção dentária favorável. Radiografia cefalométrica de perfil necessária na avaliação das relações dentárias e de bases ósseas.

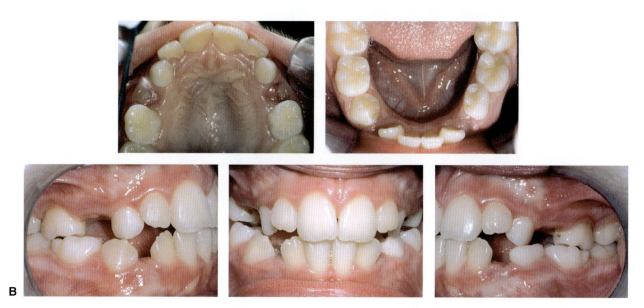

Fig. 4.12 Cont. (**B**) Foram extraídos os primeiros molares decíduos superiores e os caninos decíduos inferiores.

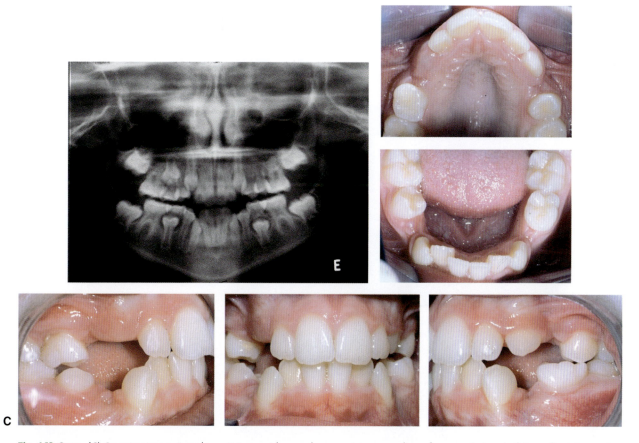

Fig. 4.12 Cont. (**C**) Os primeiros pré-molares, já irrompidos, podem ser vistos na radiografia panorâmica. As fotografias intra-orais mostram o espaço deixado pela extração dos primeiros pré-molares superiores e inferiores.

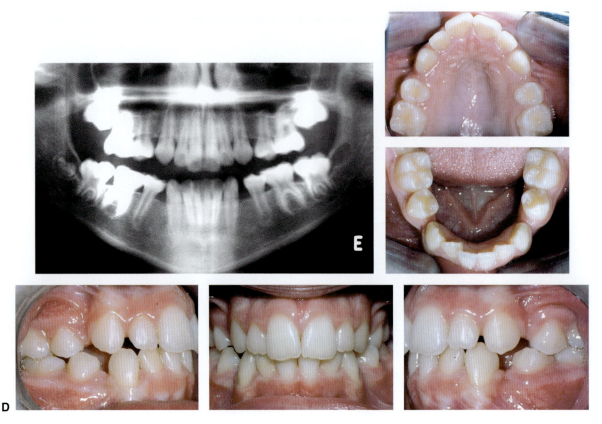

Fig. 4.12 Cont. (**D**) Radiograficamente, observa-se um posicionamento radicular satisfatório para essa fase do tratamento. Nas fotografias intra-orais podem ser observadas a completa erupção dos caninos e segundos pré-molares e uma melhora no posicionamento dos incisivos. O tratamento será finalizado a seguir com ortodontia fixa.

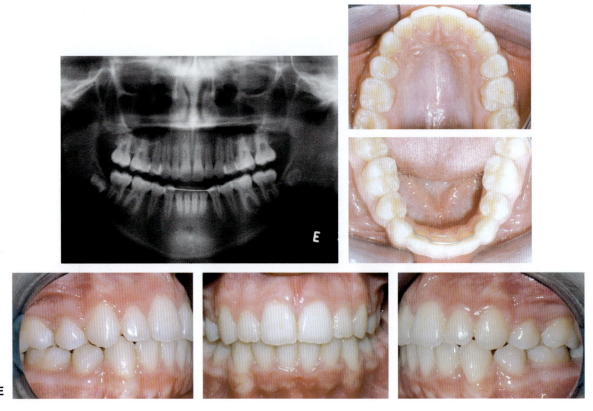

Fig. 4.12 Cont. (**E**) Finalização do caso após tratamento ortodôntico corretivo.

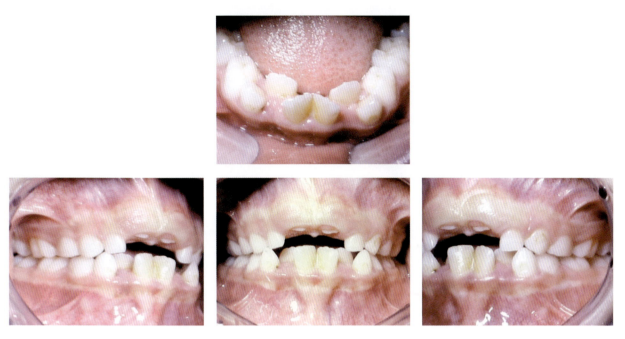

Fig. 4.13 Paciente em início de dentição mista mostrando um apinhamento grave em região de incisivos. Nessa fase foi indicada a extração dos caninos decíduos inferiores.

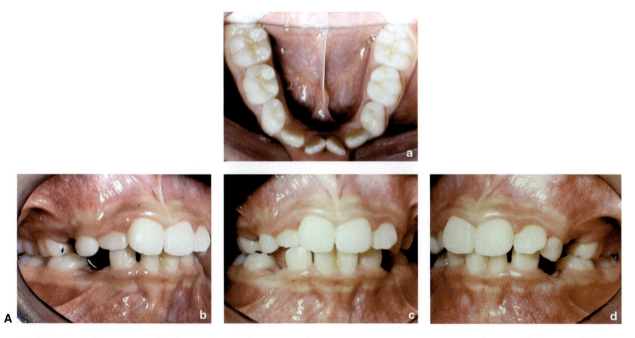

Fig. 4.13 Cont. (**A**) Os caninos decíduos inferiores foram extraídos e os incisivos apresentam uma melhora no alinhamento (**a**). Na seqüência foram extraídos os primeiros molares decíduos (**b**, **c** e **d**).

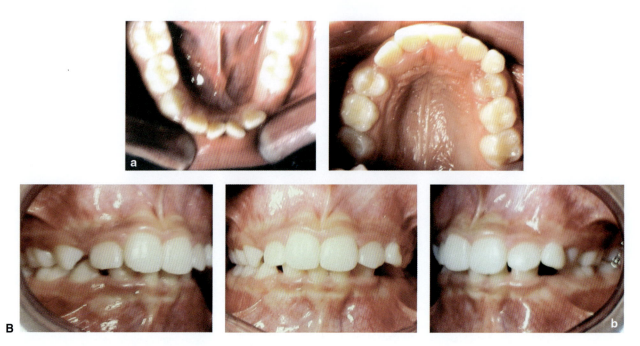

Fig. 4.13 Cont. (**B**) Alinhamento de incisivos melhorando progressivamente (**a**). Aguardando erupção do primeiro pré-molar inferior esquerdo para iniciar a extração dos primeiros pré-molares (**b**).

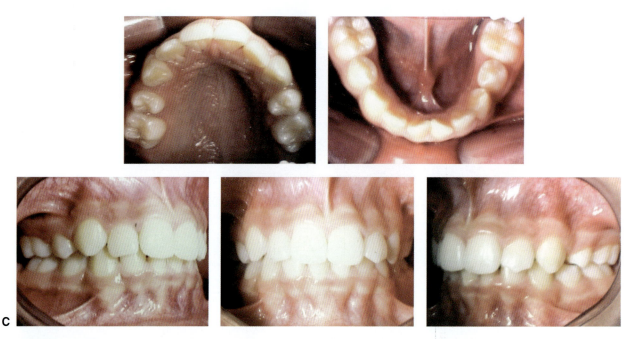

Fig. 4.13 Cont. (**C**) Com o procedimento de extração seriada, foram obtidos uma oclusão e um alinhamento dentário satisfatórios. A relação de Classe I foi mantida. O espaço gerado com as extrações foi aproveitado, favorecendo a erupção dos segundos pré-molares e caninos. Nessa fase é recomendada a ortodontia fixa para corrigir a sobremordida exagerada, as inclinações axiais desfavoráveis e fechar os espaços remanescentes.

BIBLIOGRAFIA SUGERIDA

Barber TK, Pruzansk S, Kindelsperger R. An ecaluation of oblique cephalometric film. *J Dent Child*, 1961; *28*:94-105.

Baume LJ. Physiological toothe migration and its significance for the development of occlusion. I the biogenetic course of the deciduos dentitions. *J Dent Res*, 1950; *29*:123-132.

Boley JC. Serial extraction revisited: 30 years in retrospect. *Am J Orthod Dentofacial Orthop*, 2002; *121*(6):575-577.

Brennan M, Gianelly AA. The use of lingual arch in the mixed dentition to resolve crowding. *Am J Orthod Dentofacial Orthop*, 2000; *117*:81-85.

Gianelly AA. Crowding: timing of treatment. *Angle Orthod*, 1994; *64*(6):415-418.

Gianelly AA. Treatment of crowding in the mixed dentition. *Am J Ortod Dentofacial Orthop*, 2002; *121*(6):569-571.

Graber TM, Vanarsdall RL Jr. *Princípios e Técnicas Atuais*. 3ª ed. Rio de Janeiro: Guanabara Koogan, 2002.

Guedes-Pinto AC. *Odontopediatria*. 7ª ed. São Paulo: Santos, 2003.

Hixon EH, Oldfather RE. Estimation of the sizes of unerupted cuspid and bicuspid teeth. *Angle Orthod*, 1958; *28*(4):236-240.

Interlandi S. *Ortodontia: Bases para a Iniciação*. 5ª ed. São Paulo: Artes Médicas, 2002.

Kurol J. Early treatment of tooth-eruption disturbances. *Am J Orthod Dentofacial Orthop*, 2002; *121*(6):588-591.

Little RM, Reidel RA, Stein A. Mandibular arch length increases during the mixed dentition: postretention evaluation of stability and relapse. *Am J Orthod Dentofacial Orthop*, 1990; *97*:393-404.

Little RM. Stability and relapse: Early treatment of arch length deficiency. *Am J Orthod Dentofacial Orthop*, 2002; *121*(6):578-581.

Lo RT, Moyers RE. Studies in the etiology and prevention of malocclusion. I. The sequence of eruption of the permanent dentition. *Am J Orthod*, 1953; *39*:460.

Lundner AS. Comparison of comprehensive cast analysis on plaster and digital study models. *Am J Orthod Dentofacial Orthop*, 2007; *131*(6):812.

MacDonald RE, Avery DR. *Odontopediatria*. 4ª ed. Rio de Janeiro: Guanabara Koogan, 1996.

Moyers RE. *Ortodontia*. 4ª ed. Rio de Janeiro: Guanabara Koogan, 1991.

Mullen SR, Chris AM, Nigan P, Gladwin M. Accuracy of space analysis with emodels and plaster models. *Am J Orthod Dentofacial Orthop*, 2007; *132*(3):346-352.

Nance HN. Diagnosis and treatment in the permanent dentition. *Am J Orthod*, 1947; *33*:253-300.

Paula S. *A utilização da radiografia cefalométrica de 45°, na predição do diâmetro mésiodistal de canino e pré-molares inferiores não erupcionados*. 102f. Dissertação de Mestrado em Odontologia. Rio de Janeiro: Faculdade de Odontologia, Universidade do Estado do Rio de Janeiro, 1992.

Proffit WR. The timing of early treatment: An overview. *Am J Orthod Dentofacial Orthop*, 2006: *129*(4):S47-S49.

Proffit WR, Fields HW Jr. *Ortodontia Contemporânea*. 3ª ed. Rio de Janeiro: Guanabara Koogan, 2002.

Rheude B, Sadowsky L, Ferreira A, Jacobson A. An evaluation of the use of digital study models in orthodontic treatment planning. *Angle Orthod*, 2005; *75*(3):300-304.

CAPÍTULO 5

Movimento Dentário

Maria Fernanda P. Nova
Jonas Capelli Jr.

O movimento dentário é a base de todo tratamento ortodôntico. Conhecer as mudanças histológicas que ocorrem, quando se aplicam forças, é muito importante, pois o tratamento ortodôntico se baseia na plasticidade do osso, que, embora seja um tecido duro, também é muito plástico.

A importância dos estímulos mecânicos na manutenção e estrutura de tecidos de esqueleto tem sido reconhecida desde meados do século XIX, e é o ponto de partida para a remodelação óssea e movimento dentário. O esqueleto é continuamente remodelado durante toda a vida por atividade osteoclástica, que reabsorve o osso velho, e atividade osteoblástica, que forma osso novo subseqüentemente. A reabsorção e a formação óssea estão unidas em um processo de renovação do esqueleto para manter a sua integridade estrutural.

A teoria e a prática ortodôntica e ortopédica têm muito em comum. Ambas envolvem a remodelação óssea e ambas requerem uma compreensão completa da biologia do osso, particularmente da relação entre estresse mecânico e os diferentes tipos celulares. Porém, o movimento dentário é um processo mais complexo que requer mudanças no ligamento periodontal (LP) como também no osso alveolar de suporte, tecidos com populações celulares diferentes e remodelações. O osso alveolar sofre reabsorção e deposição óssea durante o movimento dentário ortodôntico, em extensão dependente da magnitude, direção e duração da força aplicada.

EFEITO DO MOVIMENTO DENTÁRIO ORTODÔNTICO SOBRE OS TECIDOS PERIODONTAIS

Os elementos teciduais que sofrem mudanças durante os movimentos dentários são principalmente: a gengiva; o ligamento periodontal, com suas células, fibras de suporte, capilares e células nervosas; e o osso alveolar. A literatura ortodôntica privilegia os estudos sobre a resposta do ligamento periodontal e, principalmente, a remodelação do osso alveolar à força ortodôntica. No entanto, as características da gengiva devem ser consideradas como um importante fator nas alterações teciduais envolvidas na movimentação dentária (Redlich *et al.*).

Efeitos Sobre os Tecidos Gengivais

A gengiva é composta de epitélio e tecido conjuntivo, que é ligado à parte externa do osso alveolar e à região supracrestal do dente. As fibras colágenas são os componentes estruturais principais da matriz extracelular da gengiva. Uma gengiva sadia contém colágeno intersticial tipo I (90%), colágeno tipo III (8%) e colágeno tipos IV, V, VI e VIII (2%). A análise ultra-estrutural revela dois padrões na disposição do colágeno gengival: (1) largas fibras de colágeno tipo I, na sua maioria dispostas paralelamente e interpostas por finas fibrilas. Essa disposição das fibras colágenas confere elasticidade e rigidez ao tecido, que sustenta as pesadas forças mastigatórias; (2) fibras curtas e finas, em uma malha reticular localizada principalmente na membrana basal do epitélio e ao redor dos vasos sanguíneos (Tervahartiala).

As fibras colágenas da gengiva estão reunidas de acordo com a sua origem e inserção. Os grupos mais importantes são as fibras dento-gengivais e as fibras transeptais. O colágeno gengival tem um ritmo intenso de remodelação. As fibras transeptais têm uma taxa particularmente elevada de remodelação, sendo tão elevada quanto aquela do colágeno do ligamento periodontal (Redlich *et al.*).

As células mais abundantes na gengiva são os fibroblastos. Seu volume compreende 5,6% do total do volume gengival. Outras células residentes na gengiva são: macrófagos, linfócitos, células mastóides, células endoteliais e células nervosas. A função dos fibroblastos e a das outras células estão intimamente associadas com a matriz extracelular, que proporciona um apropriado microambiente para a atividade celular. Esse efeito na matriz extracelular é mediado por receptores celulares específicos, fazendo com que a integridade funcional do tecido gengival seja mantida por essas interações célula–matriz extracelular (Redlich *et al.*).

Ao contrário do osso e do ligamento periodontal, o tecido gengival não é reabsorvido após o tratamento ortodôntico, mas sim comprimido e, conseqüentemente, retraído. O fato de a força ortodôntica não produzir reabsorção gengival, previne a formação de bolsa periodontal e, subseqüentemente, a perda de inserção da gengiva. As fibras colágenas são inicialmente rompidas durante a aplicação das forças ortodônticas, mas os genes para colágeno e elastina são ativados, enquanto os de colagenase são inibidos, modificando a composição da matriz extracelular da gengiva (Redlich *et al.*).

No movimento ortodôntico rotacional, há um alongamento das fibras oxitalânicas e uma reorientação das fibras colágenas gengivais. A instabilidade clínica dos dentes rotacionados tem sido atribuída às fibras colágenas estiradas. Assim, as fibras estiradas que se originam na gengiva e se inserem no cemento tracionam o dente de volta para a posição pré-movimento. Para aliviar o dente rotacionado das forças exercidas pelas fibras estiradas, foi proposta a fibrotomia circunferencial supracrestal. A reorganização do ligamento periodontal ocorre em torno de um período de 3 a 4 meses, ao passo que a cadeia das fibras colágenas gengivais remodelam-se em torno de 4 a 6 meses, e as fibras elásticas supracrestais permanecem estiradas por mais de 232 dias. Em estudo prospectivo com 15 anos de observação, envolvendo 320 casos ortodônticos tratados consecutivamente, pôde ser constatado que a fibrotomia foi mais efetiva no alívio da recidiva da giroversão que na recidiva de movimentos labiolinguais. A fibrotomia foi mais bem-sucedida na redução da recidiva do segmento anterior superior que no anterior inferior. No entanto, houve uma variação individual imprevisível no movimento dentário após o tratamento ortodôntico, tanto nos pacientes que se submeteram à fibrotomia como naqueles que não se submeteram (Edwards).

Efeitos Sobre o Ligamento Periodontal

A aplicação de uma força ortodôntica cria áreas de tensão e compressão no ligamento periodontal, com extensão e localização dependentes do tipo de movimento dentário desejado. Nas áreas de tensão, há um alargamento do ligamento periodontal e estiramento das fibras periodontais. As fibras precisam ser alongadas para o dente se deslocar. Ocorre uma rápida proliferação de fibroblastos 8–40 horas após a aplicação da força (Reitan). Fibroblastos estão distribuídos desigualmente por todo o ligamento periodontal alargado, tendo a menor proliferação localizada próximo à raiz do dente, e a maior, próximo ao osso alveolar (Davidovitch *et al.*). Ocorre também um aumento das fibras oxitalânicas no ligamento periodontal próximo à raiz (Reitan e Rygh).

Mudanças vasculares subseqüentes ocorrem com a dilatação dos capilares sanguíneos e aumento na atividade vascular. Macrófagos são encontrados em grande número próximo aos vasos sanguíneos nas zonas de tensão. Ao se empregarem forças de grande intensidade, são encontradas mudanças degenerativas nos capilares venosos, com hemorragia e morte celular (Oppenheim).

O volume de colágeno reduz nos 3 primeiros dias, assim como a invasão vascular aumenta. A diminuição no colágeno é mediada pelas colagenases produzidas pelos macrófagos ou pelos fibroblastos através da interação macrófagos/fibroblastos. As enzimas responsáveis pela diminuição do colágeno são moduladas pelo estresse mecânico. É possível que a reabsorção do colágeno periodontal seja influenciada pela alteração na produção do inibidor de colagenase e pode ocorrer sem atividade fagocitária dos fibroblastos. Assim que migram a partir do osso, os fibroblastos secretam tanto novas fibras completas como novas fibrilas, que são incorporadas às fibras existentes, permitindo que ocorra o alongamento. As fibras velhas são expostas pelo osso que está avançando, enquanto o novo colágeno secretado é incorporado tanto no osteóide como no ligamento periodontal (Ten Cate e Anderson).

Na zona de pressão, os espaços do ligamento periodontal são estreitados no período inicial subseqüente à aplicação da força ortodôntica. Mesmo utilizando forças de baixa intensidade, a compressão do suprimento sanguíneo em áreas limitadas da membrana periodontal é muitas vezes inevitável. Isso leva a uma necrose local do ligamento, trombose, degeneração dos vasos sanguíneos e cristalização dos eritrócitos. O resultado é uma área necrótica estéril (hialinização), que é usualmente limitada a 1 a 2 mm em diâmetro, mas pode ser ampliada como resultado da sustentação de uma força ortodôntica de grande intensidade (Reitan, Rygh).

O suprimento sanguíneo no ligamento periodontal é reduzido, mas é mantido quando forças de baixa intensidade são utilizadas. Assim, a atividade celular aumenta com a diferenciação dos fibroblastos e osteoclastos. A reabsorção do colágeno ocorre de forma similar ao lado de tensão, suportada pelo aumento da vascularização e acompanhada pelos macrófagos, com reabsorção do osso alveolar (Reitan, Rygh).

A regeneração e proliferação de vasos sanguíneos dentro da zona de pressão usualmente ocorrem após 7 dias (Reitan, Rygh). Quando a zona de hialinização persiste, o movimento dentário é interrompido. As células não podem diferenciar-se em osteoclastos e não ocorre reabsorção óssea a partir do ligamento periodontal (Rygh *et al.*). A remoção da zona hialinizada ocorre através da invasão da área necrótica por células e vasos sanguíneos do ligamento periodontal vizinho não danificado (Davidovitch *et al.*). A penetração dos capilares na zona hialinizada parece ser um fator importante no processo de remoção e reparo, com macrófagos sendo encontrados extensivamente nas áreas perivasculares. Os macrófagos digerem e removem completamente a área hialinizada, e o osso alveolar adjacente é removido por reabsorção por solapamento. A área pós-hialinizada é caracterizada por uma intensa atividade celular, restabelecendo os feixes de fibras colágenas funcionalmente orientados e uma nova camada de cemento e osso alveolar. Essas mudanças estão associadas com o alargamento do espaço do ligamento periodontal, mas que é restaurado a dimensões normais quando a remodelação está completada (Heasman *et al.*; Thilander *et al.*).

Efeitos Sobre o Tecido Ósseo

Oppenheim, em 1911, publicou os resultados de um trabalho experimental com macacos, considerando que o tecido ósseo reage à pressão pela transformação de sua arquitetura. Isso acontece pela reabsorção do osso presente e deposição de novo tecido ósseo, processo que ocorre simultaneamente. A deposição finalmente prepondera sobre a reabsorção (Oppenheim).

A remodelação do osso alveolar com o movimento dentário ortodôntico é caracterizada por uma ativação sincronizada de numerosas unidades multicelulares ósseas com períodos distintos de deposição e reabsorção nos sítios de tensão e pressão (King e Keeling). A remodelação óssea pode continuar a ocorrer mesmo após a força ortodôntica inicial ter decaído. Durante os 3 dias subseqüentes à aplicação da força, pouca modificação óssea é detectável, mas isso é seguido rapidamente por uma onda de reabsorção do quinto para o sétimo dia. A reabsorção envolve a remoção de componentes orgânicos e minerais da matriz óssea extracelular por células osteolíticas, primariamente os osteoclastos. O osteócito pode também atuar como um agente reabsorvedor local (Meghji). A invasão osteoclástica ocorre em duas ondas. A primeira onda é derivada de população de células locais que podem chegar em horas após a aplicação da força ortodôntica (Reitan). A segunda onda leva mais de 2 dias para ser transportada pelo sistema vascular. Pré-osteoclastos em descanso chegam, via suprimento sanguíneo, para serem transformados em osteoclastos ativos na superfície óssea, e os osteoblastos são fundamentais nesse processo. Mudanças no ambiente local da tensão de oxigênio sugerem ser o gatilho para a função dos osteoblastos (Tuncay e Barker). Pré-osteoclastos são derivados de monócitos, e a atuação das quimiocinas é imperativa para esse processo. A quimiocina, proteína quimiotática para monócitos 1 (MCP-1), parece estar diretamente envolvida na fusão de pré-osteoclastos em osteoclastos (Kim *et al.*).

Embora os osteoclastos sejam as principais células de reabsorção óssea, os osteoblastos contêm receptores da maior parte dos agentes da reabsorção óssea, tais como o hormônio da paratireóide, vitamina D e citocinas. Os osteoblastos também liberam colagenase, particularmente em resposta ao hormônio da paratireóide, desse modo facilitando a reabsorção osteoclástica. Há uma complexa interação entre osteoblastos e osteoclastos para produzir a reabsorção óssea (Sandy *et al.*). A reabsorção óssea é conseguida pela secreção de ácidos orgânicos, enzimas lisossomiais e metaloproteinases (Keeling *et al.*). Essas substâncias dissolvem os cristais de hidroxiapatita e reabsorvem a matriz orgânica no processo chamado "reabsorção frontal", e o movimento dentário se inicia. Reabsorção frontal é caracterizada histologicamente pelo alargamento da membrana periodontal, e os osteoclastos são espalhados sobre uma extensa área da superfície do osso alveolar (Reitan e Rygh). Quando a hialinização ocorre, os osteoclastos aparecem nas superfícies dos espaços medulares adjacentes ou na superfície do processo alveolar, e o osso alveolar adjacente é removido por reabsorção solapante. Em humanos, o período de hialinização demora aproximadamente 2 ou 3 semanas. Quando há uma alta densidade óssea, a duração é maior (Thilander *et al.*).

> Embora os osteoclastos sejam as principais células de reabsorção óssea, os osteoblastos contêm receptores da maior parte dos agentes da reabsorção óssea. Os osteoblastos também liberam colagenase e, desse modo, facilitam a reabsorção osteoclástica.

Células da linhagem osteoblástica desempenham um papel determinante na remodelação óssea, processo que envolve interações entre osteoblastos e osteoclastos, hormônios sistêmicos, citocinas e fatores de crescimento. A base de comunicação entre osteoblastos e osteoclastos é uma proteína de superfície celular, que está localizada na superfície dos osteoblastos e é responsável pela indução da osteoclastogênese. Esse fator de sinalização celular é denominado ligante ativador do receptor do fator nuclear κβ (RANKL). A união do RANKL ao seu receptor cognato, ativador do receptor do fator nuclear κβ (RANK), processada na superfície das células progenitoras de osteoclastos, induz à osteoclastogênese e ativa os osteoclastos. A molécula que inibe a osteoclastogênese é conhecida como osteoprotegerina (OPG), que é secretada pelos osteoblastos com a função de bloquear a formação de osteoclastos, assim como a reabsorção óssea. As interações RANKL–OPG constituem um sistema receptor-ligante que regula diretamente a diferenciação osteoclástica. A OPG age como um inibidor da osteoclastogênese por competição com o RANKL nos receptores da membrana celular. As evidências sugerem que a produção de RANKL e OPG no ligamento periodontal desempenha importante papel na regulação da remodelação do tecido conjuntivo e reabsorção óssea durante o movimento dentário ortodôntico (Dolce *et al.*; Huang *et al.*; Kawasaki *et al.*; Meikle) (Figs. 5.1 e 5.2).

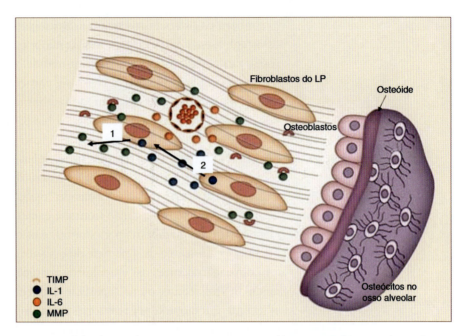

Fig. 5.1 As células do LP sob tensão sintetizam IL-1 e IL-6 (1), que estimulam a produção de metaloproteinases da matriz (MMP) e inibidores teciduais das metaloproteinases (TIMP) (2). A degradação da matriz extracelular pelas MMP facilita a proliferação celular e o crescimento capilar. Os osteoblastos começam a síntese estrutural.

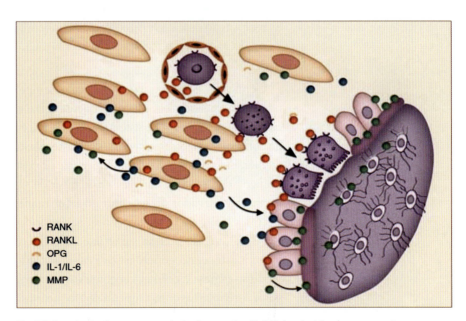

Fig. 5.2 Seqüência de eventos no lado de pressão. (1) Células do LP sob compressão sintetizam as IL-1, IL-6; (2) as IL-1 e as IL-6 agem de maneira autócrina e parácrina, regulando os ligantes ativadores do receptor do fator nuclear (RANKL) e metaloproteinases da matriz (MMP) expressas pelas células do LP e osteoblastos; (3) as MMP derivadas dos osteoblastos degradam a superfície não mineralizada do osteóide, enquanto as MMP produzidas pelas células do LP degradam a matriz extracelular; (4) RANKL estimula a formação e função dos osteoclastos a partir de células mononucleares, que acessam a superfície óssea e degradam a matriz mineralizada; (5) deformação do osso alveolar regula a expressão de MMP expressas pelos osteócitos adjacentes à superfície óssea.

Nas áreas de tensão, os osteoblastos são recrutados por células progenitoras locais no ligamento periodontal. Isso é acompanhado por intensa atividade vascular dentro do osso alveolar. Logo após iniciada a proliferação celular, o tecido osteóide será depositado no lado de tensão. A formação desse novo osteóide é, até certo ponto, dependente em forma e espessura dos feixes de fibras. Se forem grossas, o osteóide recém-formado irá depositar-se ao longo dos feixes de fibras estiradas, resultando na formação de lâminas ósseas. Se os feixes de fibras são mais finos, formar-se-á uma camada mais uniforme de osteóide ao longo da superfície óssea (Reitan e Rygh). Os osteoblastos secretam matriz orgânica extracelular óssea, incluindo colágeno tipo I, osteocalcina, osteopontina e osteoconectina. Em adição, fosfatase alcalina, proteoglicanos e fatores reguladores do crescimento, que estão estocados na matriz óssea, são liberados. Osteoclastos, pela liberação de fatores de crescimento polipeptídicos, também estimulam os osteoblastos a proliferar e a sintetizar a matriz proteica (Meghji). A proliferação celular é vista, em humanos, 30 a 40 horas após a aplicação da força ortodôntica. O pico dos níveis de fosfatase alcalina acontece aproximadamente 7 dias após e coincide com o início da deposição do osteóide (Keeling *et al.*). Osso novo é depositado ao longo dos feixes de fibras colágenas e a calcificação das camadas mais profundas do osteóide inicia-se rapidamente, enquanto a camada superficial permanece não calcificada (Heasman *et al.*; Rygh).

> O processo da reabsorção óssea é muito mais rápido que o da aposição óssea; um período de 3 meses é necessário para recolocar osso que foi reabsorvido em apenas 2 ou 3 semanas.

A genética molecular que regula a função e diferenciação dos osteoclastos parece ser mais simples que a dos osteoblastos (Masella e Meister). O resultado clínico é a prevalência de grande mobilidade nos dentes que estão sob tratamento ortodôntico ativo. Essa diferença de sincronia entre a remoção de tecido e a osteogênese também contribui para a necessidade de contenção dos dentes recentemente movimentados (Huang *et al.*) (Fig. 5.3).

MEDIADORES INFLAMATÓRIOS E MOVIMENTO DENTÁRIO ORTODÔNTICO

Uma das questões mais intrigantes no movimento dentário ortodôntico diz respeito ao processo de reabsorção, nas áreas tradicionalmente descritas como de pressão, e à deposição óssea, nas áreas descritas como de tensão. Isso leva à pergunta: Como as células distinguem entre os lados de tensão e os de compressão? Uma resposta a essa pergunta foi proposta em 1986, quando foi sugerido que ela estaria no campo da biologia das citocinas. De acordo com essa hipótese, o resultado da formação ou reabsorção óssea dependeria de: (1) citocinas produzidas localmente por células mecanicamente ativadas e

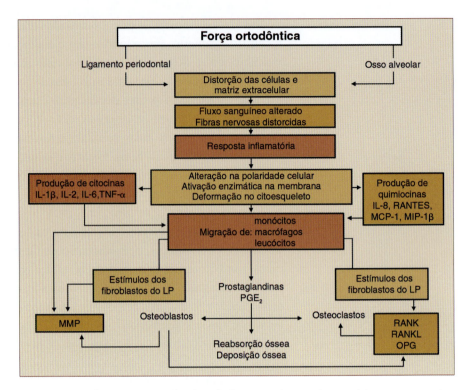

Fig. 5.3 O estímulo mecânico produzido pela força ortodôntica desencadeia uma cascata de eventos necessários à movimentação dentária.

(2) estado funcional das células-alvo disponíveis (Sandy *et al.*). As citocinas já descritas que afetam o metabolismo ósseo e, desse modo, o movimento dentário ortodôntico incluem a interleucina-1 (IL-1), interleucina-2 (IL-2), interleucina-3 (IL-3), interleucina-6 (IL-6), interleucina-8 (IL-8), fator de necrose tumoral alfa (TNF-α), interferon gama (IFNγ) e fator de diferenciação de osteoclastos (ODF). Além das citocinas, existem outros mediadores da inflamação e da remodelação tecidual que também foram implicados no mecanismo de movimentação dentária induzidos por forças ortodônticas, tais como as metaloproteinases da matriz e as prostaglandinas (Krishnan e Davidovitch).

As citocinas estão envolvidas na iniciação, amplificação, perpetuação e resolução do processo inflamatório. São mediadores-chave para o dano tecidual e desempenham importante papel no movimento dentário. São classificadas em pró-inflamatórias e antiinflamatórias. As pró-inflamatórias são: TNF-α, IL-1, IL-2, IL-6 e IL-8. As antiinflamatórias são: IL-4, IL-10 e IL-13 (Başaran *et al.*).

• CITOCINAS PRÓ-INFLAMATÓRIAS: A interleucina IL-1 existe em duas formas: α e β, nesta última, a interleucina IL-1β é a principal forma fisiológica e é secretada principalmente pelos monócitos/macrófagos, mas também pode ser liberada por células endoteliais, fibroblastos e células epiteliais. A secreção de IL-1β é desencadeada por vários estímulos, incluindo neurotransmissores, produtos bacterianos, outras citocinas e forças mecânicas. A IL-1β é a citocina mais potente na indução da reabsorção óssea, estimulando a função osteoclástica, ao passo que inibe a formação óssea pelos osteoblastos (Grieve *et al.*).

A IL-2 é derivada dos linfócitos T. Está envolvida na ativação e estimulação dos macrófagos, linfócitos *natural killers* e osteoclastos. Por estar envolvida na estimulação da reabsorção óssea por aumento na atividade osteoclástica, tem sido sugerido que a IL-2 desempenha importante papel na patogênese da doença periodontal (Scarel-Caminaga *et al.*).

A IL-6 e o fator de necrose tumoral α (TNF-α) também são citocinas pró-inflamatórias que atuam na remodelação óssea, na reabsorção óssea e deposição de novo tecido ósseo (Alhashimi *et al.*). A IL-6 regula a resposta imune nos sítios inflamados e tem uma atividade autócrina/parácrina que estimula a formação osteoclástica e a atividade de reabsorção óssea (Kurihara *et al.*).

A IL-8 é uma potente citocina pró-inflamatória que desempenha papel-chave no recrutamento e ativação dos neutrófilos durante o processo inflamatório. É secretada principalmente pelos monócitos e é importante na regulação da reabsorção do osso alveolar durante o movimento dentário, agindo nos estágios iniciais da resposta inflamatória (Tuncer *et al.*).

O fator de necrose tumoral α (TNF-α) é uma citocina que aparece cedo na cascata de eventos da resposta inflamatória, podendo ser detectada e quantificada no sulco gengival de dentes sob movimentação ortodôntica. Nos tecidos, essa citocina se encontra primariamente no ligamento periodontal comprimido e no osso em processo de reabsorção, adjacente à superfície radicular (Karacay *et al.*; Norton).

O interferon gama (IFN-γ) é uma citocina sintetizada pelos linfócitos T e linfócitos *natural killers* após ativação pelo sistema imune e processo inflamatório, e têm múltiplas funções na regulação imune. O IFN-γ inibe a reabsorção óssea, por seu efeito inibitório da diferenciação osteoclástica (Mermut *et al.*). Em estudo feito com ratos wistar, pôde ser observado que o IFN-γ esteve envolvido na remodelação óssea, durante o movimento dentário induzido, e suprimiu fortemente a osteoclastogênese. Foi sugerido que a administração do IFN-γ poderia ser clinicamente útil para o controle da ancoragem ortodôntica, uma vez que inibe a movimentação dentária (Mermut *et al.*).

• QUIMIOCINAS: Uma série de citocinas bem caracterizadas, conhecidas como quimiocinas, possuem função quimiotática para os leucócitos, particularmente para os neutrófilos, linfócitos e monócitos. Essas moléculas agem para recrutar células de defesa para áreas onde elas são necessárias, e são importantes nas respostas mediadas por células. O termo quimiocina é empregado para descrever essas moléculas e é uma forma abreviada do termo "citocina quimiotática" (Lindhe).

O estágio inicial do movimento dentário ortodôntico é caracterizado por resposta inflamatória aguda, onde ocorre uma migração de leucócitos. Isso sugere que a presença de sinais quimiotáticos específicos possa desempenhar papel na remodelação óssea, em particular na reabsorção. Através de hibridização *in situ* em ratos wistar, foi analisada a indução das quimiocinas – proteína quimiotática para monócitos 1 (MCP-1), citocina regulada sob ativação, expressa e secretada por células T normais (RANTES) e proteína inflamatória de macrófago 2 (MIP-2), no lado de pressão do movimento dentário ortodôntico. Os resultados demonstraram que essas quimiocinas são altamente expressadas durante os estágios iniciais do movimento dentário ortodôntico (Alhashimi *et al.*).

• METALOPROTEINASES DA MATRIZ: As MMP são uma família de enzimas degradantes da matriz que estão implicadas na remodelação do ligamento periodontal, tanto em condições fisiológicas como patológicas (Apajalahti *et al.*; Naham *et al.*). A remodelação da matriz extracelular é um passo crítico em diversos processos biológicos, tais como reparo tecidual, remodelação tecidual e movimento dentário ortodôntico. Durante o movimento dentário ortodôntico, há um delicado e bem balanceado processo de remodelação da matriz extracelular no periodonto adjacente, com objetivo de permitir o movimento do dente, enquanto se mantém a integridade funcional do periodonto. As células mais abundantes no periodonto são os fibroblastos. Essas células produzem metaloproteinases da matriz (MMP) e inibidores teciduais das metaloproteinases (TIMP), e parecem desempenhar um papel importante na manutenção da integridade funcional da matriz extracelular periodontal.

• PROSTAGLANDINAS: Forças ortodônticas também estão associadas à indução do aumento dos níveis das prostaglandinas (PG) e leucotrienos, tanto nas células ósseas como nas periodontais. Juntos, PG e leucotrienos são potentes mediadores inflamatórios que levam a um aumento do fluxo sanguíneo e permeabilidade capilar. A administração de injeções de prostaglandina PG_1 ou PG_2 em humanos, macacos e ratos acelera o movimento dentário ortodôntico (Yamasaki *et al.*). Um grande problema da administração local das PG é o desconforto, já que as prostaglandinas são mediadores da dor. A maioria dos estudos com prostaglandinas E_2 tem demonstrado um aumento no risco de reabsorção radicular proporcional ao aumento no ritmo do movimento dentário (Leiker *et al.*).

DOR ASSOCIADA AO MOVIMENTO DENTÁRIO ORTODÔNTICO

A dor, um dos sinais cardeais da inflamação, é quase inevitável e uma desagradável reação à terapia ortodôntica. Ela inicia-se algumas horas após a aplicação de uma força ortodôntica, tem seu pico máximo aproximadamente 6 horas após, e continua por aproximadamente 5 dias (Jones; Young *et al.*). A dor resulta, em parte, do estiramento e distorção dos tecidos devido a forças mecânicas, e da interação dos múltiplos mediadores inflamatórios com os receptores locais da dor. Muitos dos mediadores inflamatórios provocam uma resposta hiperalgésica, incluindo histamina, prostaglandinas, serotonina, bradiquinina, que têm seus níveis aumentados nos tecidos dentais conseqüente ao movimento dentário ortodôntico (Grieve *et al.*).

> A dor decorrente da terapia ortodôntica inicia-se algumas horas após a aplicação de uma força ortodôntica, tem seu pico máximo aproximadamente 6 horas após e continua por aproximadamente 5 dias.

Outras variáveis que modificam as sensações, como fatores emocionais, cognitivos e motivacionais, parecem também afetar a resposta dolorosa (Jones e Richmond). Usualmente, a dor permanece até 6 dias após o ajuste da aparelhagem (Jones e Chan; Young *et al.*) e então desaparece, mas retorna nas ativações subseqüentes do aparelho ortodôntico. Alguns estudos têm encontrado significativo aumento no relato da dor com o aumento da idade do paciente (Jones; Jones e Chan); outros têm registrado aumento na dor em adolescentes, de 14 a 17 anos, comparados a pré-adolescentes ou adultos (Brown e Moerenhout), ou não haver diferença significativa no relato da dor, após a colocação dos arcos iniciais do tratamento ortodôntico, ao se comparar pacientes com idades acima e abaixo de 16 anos (Ngan; Kess; Wilson).

A dor e a inflamação têm mediadores comuns, e, por isso, as drogas antiinflamatórias também são analgésicas. Analgésicos são indicados quando da ocorrência da dor, ou seja, suas doses são aleatórias no tempo ou, no máximo, são distribuídas uniformemente, mas em curtos períodos de tempo. O efeito das drogas antiinflamatórias requer tempo e dosagem regulares. Assim, ao se ingerir determinada droga com finalidade analgésica, do ponto de vista clínico e microscópico, dificilmente haverá interferência no curso do processo inflamatório, o mesmo ocorrendo com a movimentação dentária. Entretanto, se a terapêutica antiinflamatória for prolongada, em função de doenças auto-imunes, por exemplo, haverá interferência terapeuticamente eficaz na dinâmica inflamatória e, se for o caso, pode influenciar na movimentação dentária (Consolaro).

No estudo da influência do ácido acetilsalicílico na síntese de prostaglandinas, pode ser constatado que, apesar de uma efetiva inibição na sua síntese, relacionada ao seu efeito analgésico, o movimento dentário não foi diminuído sob as condições experimentais (Wong *et al.*).

O acetaminofeno (paracetamol) seria a medicação de preferência para os pacientes ortodônticos por agir sobre o sistema nervoso central e não interferir com processos inflamatórios localizados (Arias; Marquez-Orozco). No entanto, estudos têm demonstrado que drogas antiinflamatórias não-esteroidais (AINE) são superiores ao acetominofeno e aspirina para alívio da dor ortodôntica. Além disso, muitos pacientes e pais preferem os AINE devido a boas experiências com outros tipos de dores inflamatórias (Roberts).

AINE são efetivos analgésicos ortodônticos, mas podem reduzir o ritmo de movimento dentário, uma vez que têm efeito inibidor da síntese de prostaglandinas. Experimentos em animais têm demonstrado que os AINE diminuem o ritmo do movimento dentário (Arias; Marquez-Orozco; Chumbley e Tuncay; Carlos *et al.*; Sandy e Harris). Ao se comparar drogas antiinflamatórias inibidoras da COX-1 (Voltaren, Novartis) e da COX-2 (Vioxx, MSD), que são isoenzimas mediadoras da síntese das prostaglandinas, pode-se observar que ambas inibiram o movimento dentário e não pode ser constatada vantagem na utilização dos inibidores da COX-2 (Arias; Marquez-Orozco; Carlos *et al.*).

É, portanto, geralmente aceito que a administração dos AINE pode atrasar a resposta ortodôntica, e não deveriam ser administrados por longos períodos de tempo para pacientes ortodônticos. Entretanto, na utilização de curta duração ($\leq$ 3 dias), particularmente se a dose inicial é administrada antes da ativação do dispositivo ortodôntico, são analgésicos ortodônticos bastante efetivos, e é improvável que aumentem significativamente o tempo do tratamento. Pouco se sabe sobre os efeitos dos analgésicos antiinflamatórios sobre o controle da reabsorção óssea no movimento dentário. O controle da resposta de reabsorção do osso é importante para os ortodontistas devido à eficiência do processo de reabsorção no ritmo do movimento dentário. O desenvolvimento de métodos de controle da dor sem comprometer o tempo de tratamento é de alta prioridade na Ortodontia. E, como alguns pacientes se automedicam com diferentes quantidades de analgésicos ou antiinflamatórios, por variados períodos de tempo, e não relatam esse fato ao ortodontista, é importante estar atento ao histórico medicamentoso de todos os pacientes (Roberts).

FORÇA ORTODÔNTICA E MOVIMENTO DENTÁRIO

Para movimentar dentes de forma bem-sucedida, sem causar danos aos tecidos, é necessário conhecer as reações que podem ser esperadas do osso e do periodonto, quando diferentes forças são aplicadas. Em particular, a magnitude da força a ser aplicada, para obter um ótimo ritmo de movimento do dente, sem causar dano aos tecidos, deve ser conhecida. A correção da maloclusão que oferece o melhor resultado, com o menor desconforto para o paciente, depende desse conhecimento (Storey; Smith). O tratamento ortodôntico é amplamente baseado no fato de que a aplicação de uma força ao dente pode resultar na mudança da sua posição, com respeito às estruturas adjacentes (Smith; Storey).

A força ortodôntica é um estímulo mecânico extrínseco que induz uma resposta biológica celular com o objetivo de restaurar o equilíbrio por remodelação dos tecidos periodontais de suporte. Na literatura, diferentes opiniões podem ser encontradas sobre o nível de força que resulta em condições ótimas no ligamento periodontal para o movimento dentário ortodôntico. É aceito que um sistema de força ótima é importante para uma resposta biológica adequada no ligamento periodontal (Ren *et al.*).

A discussão sobre o quanto os movimentos dentários ortodônticos seriam fisiológicos ou potencialmente agressivos levou Strang, em 1931, a definir o seu conceito de movimento dentário fisiológico. "O movimento fisiológico do dente é um tipo de movimento dentário, não importa se produzido por forças naturais, inerentes à dentição, ou por forças derivadas de dispositivos mecânicos. É causado e possibilitado por mudanças teciduais, que são a expressão das reações vitais e manifestações funcionais das células que constituem unidades vitais de estruturas que estão sob esta proposta de modificação" (Strang).

Em 1932, Schwarz propôs o clássico conceito de força ótima: força comparável à força que o sangue exerce nas paredes dos vasos dos capilares da microcirculação, dessa maneira prevenindo sua oclusão com o ligamento periodontal comprimido. De acordo com ele, forças muito abaixo do nível ótimo não causariam reação no ligamento periodontal, e forças que excedessem muito esse nível produziriam áreas de necrose tecidual, dificultando a reabsorção óssea frontal. O movimento dentário seria retardado até que a reabsorção a distância removesse o obstáculo do tecido necrótico (Schwarz).

O conceito da magnitude da força de intensidade ótima foi também apresentado por dois outros clássicos autores. Oppenheim defendeu a idéia de que força ótima seria aquela com a menor intensidade e que pudesse executar o movimento dentário (Oppenheim). Reitan também considerou como ótima as forças muito leves, por encontrar áreas livres de células na região de compressão, em casos em que já se empregavam forças leves (Reitan).

O conceito atual de força ótima diz respeito a um estímulo mecânico extrínseco que evoca a resposta celular com objetivo de restaurar o equilíbrio pela remodelação dos tecidos periodontais de suporte. Assim, a carga mecânica que produz o máximo de ritmo de movimento dentário com mínimo de danos irreversíveis para a raiz dentária, ligamento periodontal e osso alveolar é considerada como força ótima. Esse conceito significa que há uma força de certa magnitude e com características temporárias (contínua *versus* intermitente, constante *versus* interrompida) capaz de produzir o máximo ritmo de movimento dentário, sem danos ao tecido e com o máximo de conforto para o paciente. De acordo com esse conceito, a força ótima deve ser diferenciada para cada dente e para cada paciente. Clinicamente, a relação entre a magnitude da força ortodôntica e o ritmo de movimento dentário, durante o tratamento ortodôntico ativo, é considerada a ferramenta prática para definir força ótima em bases individuais (Krishnan; Davidovitch).

> Força ótima: A carga mecânica que produz o máximo de ritmo de movimento dentário com mínimo de danos irreversíveis para a raiz dentária, ligamento periodontal e osso alveolar.

Em um estudo envolvendo 8 pacientes, Smith e Storey consideraram que o movimento de caninos para o espaço de pré-molares extraídos ocorreu rapidamente quando os valores da força aplicada estavam entre 150 e 250 g; entretanto, abaixo de 150 g, os caninos não se moveram significativamente. Quando as molas eram ativadas para aplicarem forças entre 400 e 600 g, os dentes de ancoragem (molares e segundos pré-molares) moveram-se para frente, com os caninos permanecendo relativamente estacionários (Smith;

Storey). Esses experimentos trouxeram o conceito de força diferencial e foram complementados com estudos subseqüentes que, não necessariamente, invalidaram o conceito apresentado, mas indicaram que o nível de força ideal difere para cada paciente (Boester e Johnston), e que a magnitude de força aplicada é apenas uma das muitas variáveis que afetam o ritmo do movimento dentário (Meikle).

O sistema de força empregado para o movimento do dente deveria observar determinadas características: (1) o valor da força; (2) o sentido da força; (3) o ponto da aplicação da força; (4) a distância da qual a força age; (5) a uniformidade da força considerando essa distância. A mola ortodôntica ideal teria a capacidade de liberar uma força constante durante toda a sua ativação. Isso não implicaria que os níveis da força devessem permanecer constantes durante determinado movimento do dente, mas sim que não ocorressem mudanças repentinas no valor da força aplicada (Burstone *et al.*).

Existe um grande número de trabalhos publicados na literatura ortodôntica sobre força ótima e os limites de intensidade de força para o movimento dentário ortodôntico. Uma revisão sistemática da literatura sobre movimento dentário foi publicada em 2003, com objetivo de identificar os estudos bem controlados nesse assunto. A revisão abrangeu estudos publicados até 2001 e identificou apenas 12 pesquisas bem controladas sobre força ótima e taxa de movimento dentário em humanos. O pequeno número de estudos e a fraca consistência no controle das variáveis tornaram impossível a metanálise dessa literatura (Ren *et al.*).

Experimentos feitos em animais, como cobaias, ratos, gatos, coelhos, cães e macacos, a despeito de serem animais de diferentes espécies, mostraram um grande número de variáveis, como: magnitude da força empregada nos dentes estudados; direção do movimento dentário; duração do período experimental; e força de reativação, o que dificultou sua análise comparativa. Estudos feitos em humanos sobre a eficiência do movimento dentário ortodôntico também mostraram limitações. Alguns fatores limitam esses estudos, como: dificuldade em calcular com precisão a distribuição dos níveis de tensão e compressão no ligamento periodontal; falhas no controle do tipo de movimento empregado; término do estudo ainda em fases intermediárias dos eventos relacionados à movimentação dentária ortodôntica (Ren *et al.*); e a variabilidade individual, que tem sido considerada o principal fator de dificuldade em estudos de movimento dentário (Daskalogiannakis; Iwasaki; Ren *et al.*).

TIPOS DE MOVIMENTO DENTÁRIO

• INCLINAÇÃO: é a forma mais comum de movimento dentário; ocorre quando uma força simples é aplicada sobre a coroa de um dente. Quando isso ocorre, o dente gira em torno do seu "centro de resistência", ponto localizado aproximadamente no terço apical da raiz. Forças usadas para inclinar dentes não devem ultrapassar 50 g (Fig. 5.4).

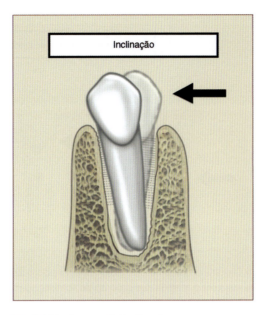

Fig. 5.4 Movimento de inclinação.

• TRANSLAÇÃO: quando o ápice radicular e a coroa se movem na mesma direção e na mesma quantidade. Nesse tipo de movimento, a força é distribuída ao longo de toda a raiz. A força utilizada nesse movimento deve ser de maior magnitude que a força empregada para inclinar um dente (Fig. 5.5). Para se obter a translação, será necessária a utilização de dispositivos ortodônticos fixos que promovam um momento de força adequado sobre o centro de resistência do dente.

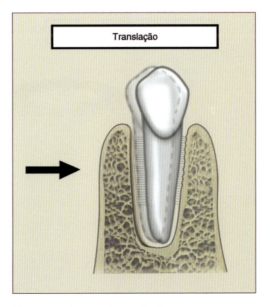

Fig. 5.5 Movimento de translação.

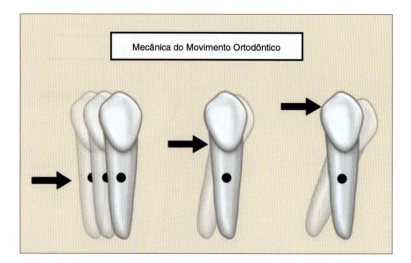

Fig. 5.6 O deslocamento do dente depende do ponto de aplicação da força – a aceleração angular aumenta à medida que o ponto de aplicação se afasta do centro de resistência do dente.

• ROTAÇÃO: quando o dente gira em torno do seu longo eixo; para que isso ocorra, forças devem ser aplicadas sobre o dente na mesma direção e sentidos opostos. As forças devem ter a mesma intensidade que a força de inclinação (Fig. 5.7).

• EXTRUSÃO: movimentos extrusivos, idealmente, devem produzir apenas áreas de tensão, pois levam o dente para fora do alvéolo no sentido vertical. As forças extrusivas também devem ter a mesma magnitude daquelas para inclinação (Fig. 5.8).

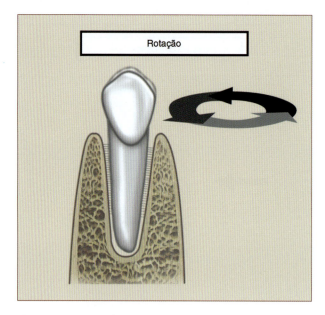

Fig. 5.7 Movimento de rotação.

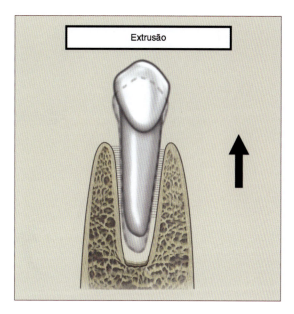

Fig. 5.8 Movimento de extrusão.

• INTRUSÃO: o contrário da extrusão; os movimentos intrusivos levam o dente para dentro do alvéolo no sentido vertical, apresentando alta concentração de força no ápice radicular. Para esse tipo de movimento, faz-se necessário um controle cuidadoso da magnitude da força, devendo ser aplicadas forças bem leves (Fig. 5.9).

• TORQUE: teoricamente, no movimento de torque, a porção coronária move-se em direção oposta à raiz no sentido vestíbulo-lingual. Durante o

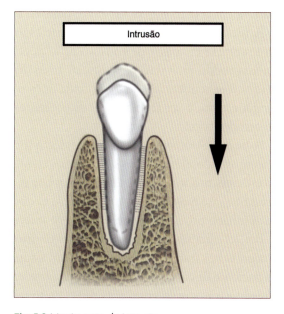

Fig. 5.9 Movimento de intrusão.

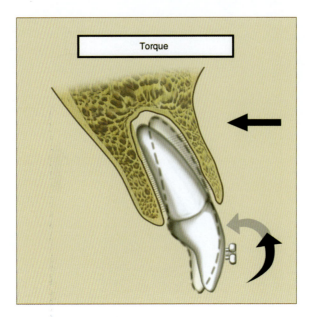

Fig. 5.10 Movimento de torque.

movimento inicial, a área de pressão localiza-se na região média da raiz (Fig. 5.10). Aqui também é necessário o emprego de dispositivos fixos para obter esse tipo de movimento.

RECIDIVA E CONTENÇÃO

Contenção é a fase do tratamento ortodôntico que consiste em manter a posição correta dos dentes após a movimentação dos mesmos na arcada. Essa fase é considerada como um dos maiores desafios enfrentados pelo ortodontista.

A recidiva e a contenção ortodôntica são assuntos bastante discutidos na literatura e, apesar de toda atenção depositada nessas áreas, elas continuam sendo uma das mais difíceis fases do tratamento ortodôntico. Os dentes têm tendência à instabilidade após o término do tratamento. Essa tendência pode ser reduzida, se os pacientes seguirem as recomendações do ortodontista.

A fase pós-tratamento é difícil devido à incompreensão em torno de movimentos indesejáveis que ocorrem nos elementos dentários, como o efeito do crescimento residual, eventuais problemas periodontais, diferentes forças oclusais e, até mesmo, o controverso papel dos terceiros molares na etiologia do apinhamento tardio da região ântero-inferior.

Por ser uma fase crítica do tratamento ortodôntico, mostra-se como uma incógnita nos trabalhos científicos. É um assunto de difícil abordagem e exige do paciente uma grande colaboração na fase em que o mesmo já está desestimulado e, provavelmente, com seus objetivos alcançados, não necessitando mais diretamente do ortodontista.

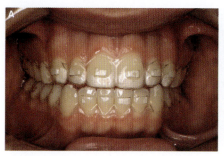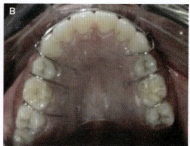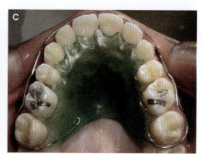

Fig. 5.11 (A) Placa de acetato. **(B)** Placa de Hawley. **(C)** Placa de Wraparound.

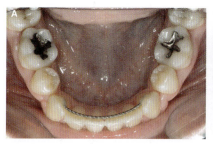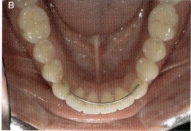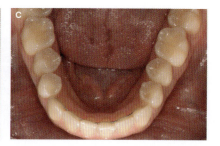

Fig. 5.12 (A) Barra 3 × 3 com fio multifilamentado. **(B)** Barra 3 × 3 com fio de aço. **(C)** Barra 3 × 3 colada em todos os dentes.

A despeito da pesquisa intensa em Ortodontia, esse tema ainda é mal explorado, o que faz com que o ortodontista ignore muitos fatores e suas interações nas alterações pós-tratamento.

Em curto prazo, as forças gengivais e periodontais têm bastante significância, mas, em longo prazo, há uma multiplicidade de fatores que afetam a posição dentária pós-tratamento.

Assim, é recomendável que se faça um planejamento da fase pós-movimento empregando-se dispositivos que tenham como função manter os dentes em posição para combater as forças reacionais resultantes da movimentação realizada, e dar chance à natureza de se adaptar ou construir uma nova fundação em torno das raízes e estabilizar as novas posições.

• EXEMPLOS DE DISPOSITIVOS DE CONTENÇÃO:

Arcada superior: placa de Hawley, placa de Wraparound e placa de acetato (Fig. 5.11).

Arcada inferior: barra de canino a canino com fio multifilamentado, barra de canino a canino de aço sem colagem em incisivos e barra de canino a canino com colagem também nos incisivos (Fig. 5.12).

BIBLIOGRAFIA SUGERIDA

Alhashimi N, Frithiof L, Brudvik P, Bakhiet M. Orthodontic tooth movement and de novo synthesis of proinflammatory cytokines. *Am J Orthod and Dentofac Orthop*, 2001; *119*:307-312.

Apajalahti S, Sorsa T, Railavo S, Ingman T. The in vivo levels of matrix melallopro-teinase-1 and -8 in gingival crevicular fluid during initial orthodontic tooth movement. *J Dent Res*, 2003; *82*:1018-1022.

Arias O, Marquez-Orozco M. Aspirin, acetaminophen, and ibuprofen: Their effect on orthodontic tooth movement. *Am J Orthod and Dentofac Orthop*, 2006; *130*:364-370.

Başaran G, Özer T, Kaya F, Hamamci O. Interleukins 2, 6, and 8 levels in human gingival sulcus during orthodontic treatment. *Am J Orthod Dentofac Orthop*, 2006; *130*:7.e1-e6.

Boester C, Johnston L. A clinical investigation of the concepts of differential and optimal force in canine retraction. *Angle Orthod*, 1974; *44*:113-119.

Brown D, Moerenhout R. The pain experience and psychological adjustment to orthodontic treatment of preadolescents, adolescents, and adults. *Am J Orthod and Dentofac Orthop*, 1991; *100*:349-356.

Burstone C, Baldwin J, Lawless D. The application of continuous forces to orthodontics. *Angle Orthod*, 1961; *31*:1-14.

Carlos F, Cobo J, Diaz-Esnal B, Arguelles J, Vijande M, Costales M. Orthodontic tooth movement after inhibition of cyclooxygenase-2. *Am J Orthod and Dentofac Orthop*, 2006; *129*:402-406.

Chumbley A, Tuncay D. The effect of indomethacin (an aspirin-like drug) on the rate of orthodontic tooth movement. *Am J Orthod and Dentofac Orthop*, 1986; *89*:312-314.

Consolaro A. Movimentação dentária induzida: biologia aplicada a prática clínica. *In: Reabsorções Dentárias nas Especialidades Clínicas*. Maringá: Dental Press, 2002:221-57, cap 11.

Consolaro A. *Reabsorções Dentárias nas Especialidades Odontológicas*. 2ª ed. Maringá: Dental Press, 2005.

Daskalogiannakis J, Mclachlan K. Canine retraction with rare earth magnets: an investigation into the validity of the constant force hypothesis. *Am J Orthod and Dentofac Orthop*, 1996; *109*:489-495.

Davidovitch Z, Finkelson M, Steigman J, Montgomery P, Korostoff E. Electric currents, bone remodeling, and orthodontic tooth movement. I. The effect of electric currents on periodontal cyclic nucleotides. *Am J Orthod*, 1980; *77*:14-32.

Davidovitch Z, Nicolay O, Ngan P, Shanfeld J. Neuro transmitters, cytokines, and the control of alveolar bone remodeling in orthodontics. *Dent Clin North Am*, 1988; *32*:411-435.

Dolce C, Malone J, Wheeler T. Current concepts in the biology of orthodontic tooth movement. *Seminars in Orthod*, 2002; *8*:6-12.

Edwards J. A long-term prospective evaluation of the circunferential supracrestal fibrotomy in alleviating orthodontic relapse. *Am J Orthod Dentofac Orthop*, 1988; *93*:380-387.

Grieve W, Johnson G, Moore R, Reinhardt R, Dubois L. Prostaglandin E(PGE) and interleukin-1β(IL-1β) levels in gingival crevicular fluid during human orthodontic tooth movement. *Am J Orthod and Dentofac Orthop*, 1994; *105*:369-374.

Heasman P, Millet D, Chapple I. *The Periodontium and Orthodontics in Health and Disease*. Toronto: Oxford University Press, 1996.

Huang J, King G, Kapila S. Biologic mechanisms in orthodontic tooth movement. *In: Nanda R. Biomechanics and Esthetic Strategies in Clinical Orthodontics*. 1ª ed. Philadelphia: Saunders, 2005:17,37, cap 2.

Iwasaki L, Crouch L, Tutor A, Gibson S, Hukmani N, Marx D, Nickel J. Tooth movement and cytokines in gingival crevicular fluid and whole blood in growing and adult subjects. *Am J Orthod and Dentofac Orthop*, 2005; *128*:483-491.

Iwasaki L, Haack J, Nickel J, Morton J. Human tooth movement in response to continuous stress of low magnitude. *Am J Orthod and Dentofac Orthop*, 2000; *117*:175-183.

Jones M. An investigation into the initial discomfort caused by placement of an archwire. *Europ J Orthod*, 1984; 6:48-54.

Jones M, Chan C. The pain and discomfort experienced during orthodontic treatment. A randomized controlled clinical trial of two initial aligning arch wires. *Am J Orthod and Dentofac Orthop*, 1992; *102*:373-381.

Jones M, Richmond S. Initial tooth movement: force application and pain – a relationship? *Am J Orthod and Dentofac Orthop*, 1985; 88:111-116.

Karacay S, Saygun I, Bengi A, Serdar M. Tumor necrosis factor-α levels during two different canine distalization techniques. *Angle Orthod*, 2007; *77*:142-147.

Kawasaki K, Takahashi T, Yamagushi M, Kasai K. Effects of aging on RANKL and OPG levels in gingival crevicular fluid during orthodontic tooth movement. *Orthod Craniofacial Res*, 2006; *9*:137-142.

Keeling S, King G, Mccoy E, Valdez M. Serum and alveolar bone phosphatase changes reflect bone turnover during orthodontic tooth movement. *Am J Orthod and Dentofac Orthop*, 1993; *103*:320-326.

Kim M, Day C, Morrison N. MCP-1 is induced by receptor activator of nuclear factor κβ ligand, promotes human osteoclast formation. *The J of Biolog Chemistry*, 2005; *280*:16163-16169.

King G, Keeling S. Orthodontic bone remodeling in relation to appliance decay. *Angle Orthod*, 1995; *65*:129-140.

Krishnan V, Davidovitch Z. Cellular, molecular, and tissue-level reactions to orthodontic force. *Am J Orthod and Dentofac Orthop*, 2006; *129*, 469e:1-32.

Kurihara N, Bertolini D, Suda T, Akiyama Y, Roodman G. Interleukin-6 stimulates osteoclast-like multinucleated cell formation in long-term human marrows cultures by inducing IL-1 release. *J Immunol*, 1990; *144*:426-430.

Leiker B, Nanda R, Currier G, Howes R, Sinha P. The effects of exogenous prostaglandins on orthodontic tooth movement in rats. *Am J Orthod and Dentofac Orthop*, 1995; *108*:380-388.

Lindhe J. *Tratado de Periodontia Clínica e Implantologia Oral*. 3ª ed. Rio de Janeiro: Guanabara Koogan, 1999.

Masella R, Meister M. Current concepts in the biology of orthodontic tooth movement. *Am J Orthod and Dentofac Orthop*, 2006; *129*:458-468.

Meghji S. Bone remodeling. *British Dental Journal*, 1992; *172*:235-242.

Meikle MC. The tissue, cellular, and molecular regulation of orthodontic tooth movement: 100 years after Carl Sandsted. *Eur J of Orthod*, 2006; *28*:221-240.

Mermut S, Bengi A, Akin E, Kurkcu M, Karacay S. Effects of interferon-gamma on bone remodeling during experimental tooth movement. *Angle Orthod*, 2007; *77*:135-141.

Naham D, Kim H, Mah J, Baek S. In vitro expression of matrix metalloproteinase-1, tissue inhibitor of metalloproteinase-1 and transforming growth factor-β1 in human periodontal ligament fibroblast. *Europ J Orthod*, 2004; *26*:129-135.

Ngan P, Kess B, Wilson S. Perception of discomfort by patients undergoing orthodontic treatment. *Am J Orthod and Dentofac Orthop*, 1989; 96:47-53.

Norton L. Fundamental principles of the biology of tooth movement. *Seminars in Orthod*, 2000; 6:139-144.

Oppenheim A. A possibility for physiologic orthodontic movement. *Am J Orthod*, 1944; 30:277-328.

Oppenheim A. Human tissue response to orthodontic intervention of short and long duration. *Am J Orthod*, 1942; 28:263-301.

Oppenheim A. Tissue changes, particularly of the bone, incident to tooth movement. *The American Orthodontist*, 1911; 3:57-67.

Redlich M, Shoshan S, Palmon A. Gingival response to orthodontic force. *Am J Orthod and Dentofac Orthop*, 1999; 116:152-158.

Reitan K. Effects of force magnitude and direction of tooth movement on different alveolar types. *Angle Orthod*, 1964; 34:244-255.

Reitan K. Some factors determining the evaluation of forces in orthodontics. *Am J of Orthod*, 1957; 43:32-45.

Reitan K. Clinical and histologic observations on tooth movement during and after orthodontic treatment. *Am J Orthod*, 1967; 53:721-745.

Reitan K. The initial tissue reaction incident to orthodontic tooth movement as related to the influence of function. An experimental histological study on animal and human material. *Acta Odontologica Scand*, 1951; 9(suppl 6).

Reitan K, Rygh P. Princípios e reações biomecânicas. *In*: Graber T, Vanarsdall R. *Ortodontia Princípios e Técnicas Atuais*, 2ª ed. Rio de Janeiro: Guanabara Koogan, 1994:88-174, cap 2.

Ren Y, Maltha J, Kuijpers-Jagtman A. Optimum force magnitude for orthodontic tooth movement: a systematic literature review. *Angle Orthod*, 2003; 73:86-92.

Ren Y, Maltha J, Van't Hof M, Kuijpers-Jagtman A. Optimum force magnitude for orthodontic tooth movement: a mathematic model. *Am J Orthod and Dentofac Orthop*, 2004; 125:71-77.

Ren Y, Maltha J, Van't Hof M, Von Den Hoff J, Kuijpers-Jagtman A. Cytokine levels in crevicular fluid are less responsive to orthodontic force in adults than in juveniles. *J Clin Periodontology*, 2002; 29:757-762.

Roberts W, Sarandeep H, Roberts J. Bone modeling: biomechanics, molecular mechanics, and clinical perspectives. *Seminars in Orthod*, 2004; 10:123-161.

Rygh P. Ultrastructural cellular reactions in pressure zones of rat molar periodontium incident to orthodontic tooth movement. *Acta Odontologica Scand*, 1972; 30:575-593.

Rygh P, Bowling K, Hovlandsdal L, Willians, S. Ativation of the vascular system: A main mediator of periodontal fiber remodeling in orthodontic tooth movement. *Am J Orthod*, 1986; 89:453-468.

Sandy J, Farndale R, Meikle M. Recent advances in understanding mechanically induced bone remodeling and their relevance to orthodontic theory and practice. *Am J Orthod and Dentofac Orthop*, 1993; 103:212-222.

Sandy J, Harris M. Prostaglandins and tooth movement. *Europ J Orthod*, 1984; 6:175-182.

Scarel-Caminaga R, Trevilatto P, Souza A, Brito R, Line S. Investigation of na IL-2 polymorphism in patients with different levels of chronic periodontitis. *J Clin Periodontol*, 2002; 29:587-591.

Schwarz M. Tissue changes incidental to orthodontic tooth movement. *Int J Orthod*, 1932; 18:331-352.

Smith R, Storey E. The importance of force in orthodontics. *Austr J Dent*, 1952; 56:291-304.

Storey E, Smith R. Force in orthodontics and its relation to tooth movement. *Austr J Dent*, 1952; 56:11-18.

Strang R. What is meant by physiological tooth movement. *Angle Orthod*, 1931; 1:70-76.

Ten Cate A, Anderson R. An ultrastructural study of tooth resorption in the kitten. *J Dent Res*, 1986; 65:1087-1093.

Tervahartiala T. *Tumor necrosis factor-α and matrix metalloproteinases in human periodontal tissue destruction*. Academic Dissertation, 2003.

Thilander B, Rygh P, Reitan K. Reações teciduais em Ortodontia. *In*: Graber T, Vanarsdall R. *Ortodontia: Princípios e Técnicas Atuais*. 3ª ed. Rio de Janeiro: Guanabara Koogan, 2002:101-168, cap 2.

Tuncay O, Barker M. Oxygen tension regulates osteoblast function. *Am J Orthod and Dentofac Orthop*, 1994; *105*:457-463.

Tuncer B, Özmeriç N, Tuncer C, Teoman I, Çakilci B, Yücel A, Alpar R, Balos K. Levels of interleukin-8 during tooth movement. *Angle Orthod*, 2005; *75*:631-636.

Wong A, Reynolds E, West V. The effect of acetylsalicylic acid on orthodontic tooth movement in the guinea pig. *Am J Orthod and Dentofac Orthop*, 1992; *102*:360-365.

Yamasaki K, Shibata Y, Imai S, Tani Y, Shibasaki Y, Fukuhara T. Clinical application of prostaglandin E1 upon orthodontic tooth movement. *Am J Orthod*, 1984; *508*-518.

Young A, Taylor R, Taylor S, Linnebur S, Buschang P. Evaluation of preemptive Valdecoxib therapy on initial archwire placement discomfort in adults. *Angle Orthod*, 2006; *76*:251-259.

CAPÍTULO 6

Mordida Cruzada

Mariana Martins e Martins
Marco Antonio de Oliveira Almeida

O QUE É?

Na oclusão normal, seja ela decídua, mista ou permanente, o arco superior circunscreve o inferior com as bordas dos incisivos, pontas de cúspide dos caninos e cúspides vestibulares dos dentes posteriores. Qualquer alteração nessa relação normal vestíbulo-lingual dos dentes anteriores ou posteriores é definida como mordida cruzada.

Esse equilíbrio entre os arcos, presente na oclusão normal, juntamente com inclinações axiais e os pontos de contatos normais, distribui as forças mastigatórias de maneira uniforme entre os dentes. Na presença de uma mordida cruzada, esse sistema de forças é rompido, podendo ocorrer sobrecarga em algumas regiões, favorecendo a perda óssea e o aparecimento de recessões gengivais (Fig. 6.1). Outras conseqüências que podem advir de uma mordida cruzada são a perda de espaço no arco, já que os pontos de contato mesio-distais podem ser rompidos, ocasionando a migração dos dentes vizinhos e comprometimento estético (Fig. 6.2). Mesmo quando a região posterior é a afetada, é comum o paciente queixar-se da sensação de que está faltando um dente no arco.

A mordida cruzada pode ser classificada de diversas formas. Quanto à sua localização, pode ser dividida em anterior, posterior ou combinada (Fig. 6.3), podendo envolver um ou mais dentes e ocorrer de forma uni- ou bilateral.

Quanto à sua etiologia, pode ser classificada em dentária, esquelética ou funcional. Na mordida cruzada dentária, é mais comum o cruzamento de um menor número de dentes, sendo em sua maioria unitária. Nessa condição, a causa é a inclinação axial incorreta dos dentes envolvidos, não havendo envolvimento de osso basal (Fig. 6.4).

Já na esquelética, ocorre uma desproporção óssea. Existe um desequilíbrio no crescimento ósseo, e o paciente pode apresentar uma mordida cruzada anterior por retrusão maxilar, protrusão mandibular ou uma combinação dessas duas situações. Quando ocorre uma mordida cruzada posterior esquelética, a causa pode ser a atresia maxilar ou o crescimento assimétrico maxilar ou mandibular. Em todas essas situações, é mais comum o cruzamento de vários dentes, já que estes estão inseridos no osso basal e acompanham a displasia óssea (Fig. 6.5).

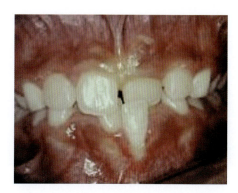

Fig. 6.1 Recessão gengival causada por trauma decorrente da mordida cruzada anterior.

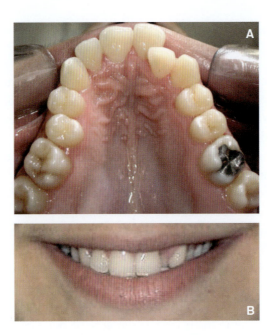

Fig. 6.2 (A) Perda de espaço no arco devido à migração dos dentes vizinhos e **(B)** comprometimento estético na mordida cruzada anterior.

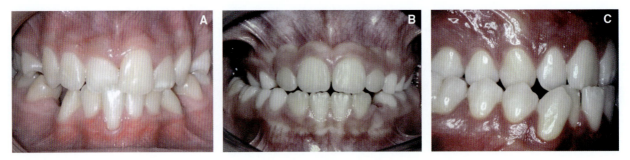

Fig. 6.3 Classificação da mordida cruzada de acordo com a sua localização. **(A)** Mordida cruzada anterior, **(B)** posterior e **(C)** combinada.

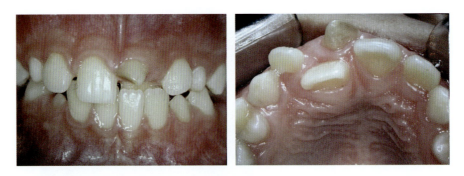

Fig. 6.4 Inclinação axial incorreta presente na mordida cruzada anterior dentária causada por retenção prolongada de dente decíduo.

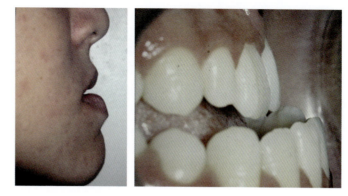

Fig. 6.5 Aspecto facial da desproporção óssea encontrada na mordida cruzada anterior esquelética.

A mordida cruzada funcional é clinicamente semelhante à mordida cruzada esquelética, envolvendo vários elementos dentários. Porém, como a causa não é um crescimento desarmônico entre a maxila e a mandíbula, e sim o deslocamento mandibular frente a um contato prematuro, o diagnóstico diferencial pode ser feito pela manipulação do paciente em relação cêntrica (Fig. 6.6). Quando o cruzamento for funcional, a manipulação corrige total ou parcialmente a relação vestíbulo-lingual e identifica o contato prematuro. Porém, quando for esquelético, a manipulação não será capaz de alterar o quadro clínico. Nas mordidas cruzadas funcionais anteriores, geralmente são os incisivos os causadores dos contatos prematuros, enquanto, nas posteriores, é mais comum a ocorrência devido à prematuridade dos caninos decíduos. Porém, em muitos casos é difícil realizar a manipulação em relação cêntrica, principalmente em crianças muito pequenas. Outro recurso para o diagnóstico da mordida cruzada funcional é a observação do comportamento da linha média durante a abertura e fechamento da boca. Se o paciente apresenta desvio da linha média em máxima intercuspidação e, ao abrir a boca em máxima abertura, ocorre correção total ou parcial do desvio, evidencia-se a presença de

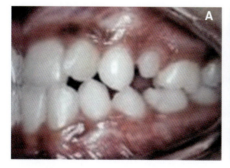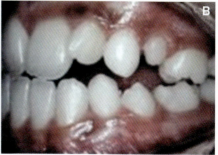

Fig. 6.6 Identificação do contato prematuro através da manipulação em relação cêntrica em paciente portador de mordida cruzada anterior funcional. (**A**) Mordida cruzada anterior funcional. (**B**) Relação de topo dos incisivos na posição de relação cêntrica.

um contato prematuro com acomodação mandibular, caracterizando a mordida cruzada funcional.

A mordida cruzada também pode ser classificada de acordo com seu tipo. Sim, em 1977, propôs uma classificação em três tipos: mordida cruzada lingual (Fig. 6.7B), mordida cruzada lingual completa (Fig. 6.7C) e mordida cruzada vestibular (Fig. 6.7D). Atualmente, fala-se em um quarto tipo, a mordida cruzada vestibular total, na qual toda a arcada superior, inclusive as cúspides palatinas dos dentes posteriores, estaria ocluindo por vestibular da arcada inferior (Fig. 6.8). Este último tipo, também descrito como síndrome de Brodie, é raro e de difícil tratamento. Como existe comprometimento ósseo, o tratamento é cirúrgico e, mesmo assim, de prognóstico ruim.

QUANDO TRATAR?

As mordidas cruzadas devem ser diagnosticadas e tratadas o mais precocemente possível. São quadros clínicos que não se autocorrigem com o desenvolvimento. Pelo contrário, tendem a agravar-se com o crescimento, dificultando e piorando o prognóstico do tratamento.

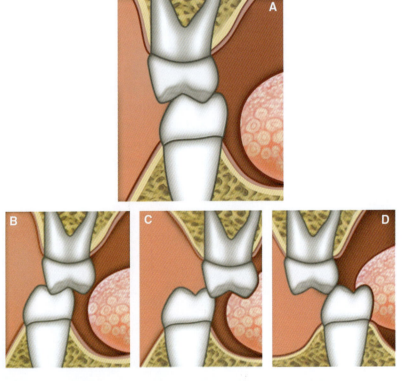

Fig. 6.7 Classificação de Sim para os diferentes tipos de mordida cruzada: (**A**) relação normal vestíbulo-lingual; (**B**) mordida cruzada lingual; (**C**) mordida cruzada lingual completa; e (**D**) mordida cruzada vestibular.

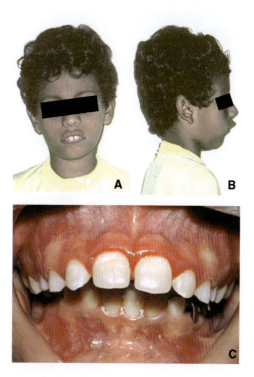

Fig. 6.8 (**A** e **B**) Síndrome de Brodie. Aspecto facial da desproporção óssea. (**C**). Aspecto intra-oral da mordida cruzada vestibular completa.

No caso das mordidas cruzadas dentárias, como não existe a preservação dos pontos de contato mésio-distais, é comum que, com o passar do tempo, ocorram perda de espaço no arco e aumento da dificuldade do tratamento, pois, antes do descruzamento, é necessária a recuperação do espaço perdido.

Já as mordidas cruzadas funcionais, quando não tratadas precocemente, podem evoluir para uma mordida cruzada esquelética, pois o paciente irá crescer e desenvolver-se em uma situação desfavorável, guiando, possivelmente, o crescimento ósseo para aquela posição funcional.

O tratamento precoce da mordida cruzada esquelética deve ser conduzido no intuito de minimizar o grau de displasia, pois sabe-se que o crescimento ósseo é fortemente determinado geneticamente. O tratamento deve sempre tentar impedir o cruzamento que limita o crescimento e desenvolvimento da região travada da maxila. E, por vezes, deve estimular o crescimento maxilar ou conter o mandibular. Dessa forma, se o grau de displasia for pequeno, pode-se evitar uma cirurgia ortognática, posteriormente, ou mesmo facilitar essa cirurgia, melhorando o prognóstico da mesma. A única situação confortável para o tratamento da mordida cruzada esquelética é quando esta é posterior e a causa é a atresia maxilar, pois a anatomia da maxila permite a abertura da sutura palatina mediana, aumentando o palato transversalmente. Porém, esse tipo de tratamento só pode ser realizado em pacientes ainda em crescimento. Portanto, se o tratamento não for iniciado precocemente, as chances de cirurgia ortognática aumentam e o prognóstico piora proporcionalmente ao grau de displasia óssea.

COMO TRATAR?

O tratamento da mordida cruzada será realizado de acordo com sua etiologia. Uma mordida cruzada dentária não será tratada da mesma forma que uma funcional, nem tampouco como uma esquelética. Portanto, o primeiro passo é o correto diagnóstico dessa maloclusão.

Os métodos de diagnóstico irão identificar a etiologia das mordidas cruzadas. São eles: o exame clínico, modelos de estudo e radiografias cefalométricas.

Na mordida cruzada dentária pode-se observar a presença de inclinações axiais incorretas no exame clínico e modelos de gesso, enquanto os valores obtidos a partir de radiografia cefalométrica não indicam envolvimento ósseo. Na mordida cruzada dentária anterior, observam-se valores normais para a maxila (SNA), para a mandíbula (SNB) e para a relação entre as mesmas (ANB) no cefalograma lateral (Fig. 6.9); na posterior, não são observadas assimetrias ósseas no cefalograma frontal.

Na mordida cruzada funcional, não são observadas inclinações axiais incorretas no exame clínico nem nos modelos de gesso. Porém, clínica e radiograficamente, esse tipo de mordida cruzada confunde-se com a mordida cruzada esquelética, já que o paciente projeta a mandíbula anterior ou lateralmente.

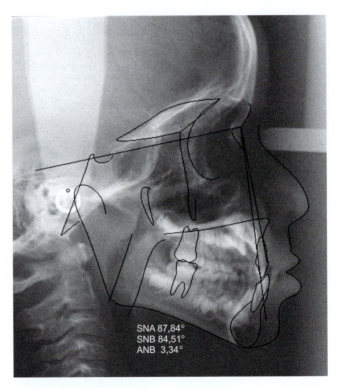

Fig. 6.9 Diagnóstico cefalométrico da mordida cruzada dentária anterior. Incisivos decíduos superiores com alteração da inclinação axial normal (verticalizados) e em relação cruzada com o inferior. Maxila e mandíbula protruídas em relação à base do crânio (SNA = 87,84° e SNB = 84,51°), porém com relação normal entre si (ANB = 3,34°).

No traçado cefalométrico lateral, para diagnóstico da mordida cruzada anterior, podem ser observados valores de SNB que indiquem protrusão mandibular e valores de ANB que reflitam um padrão esquelético de classe III (ver Cap. 2); no traçado frontal, no caso de uma mordida cruzada funcional posterior, podem ser observadas assimetrias mandibulares. O diagnóstico diferencial será realizado clinicamente através da manipulação do paciente em relação cêntrica para identificação dos contatos prematuros. Se, através da manipulação, for corrigida total ou parcialmente a mordida cruzada, esta pode ser diagnosticada como funcional.

Na mordida cruzada esquelética, as inclinações axiais, nos modelos de gesso e no exame clínico, apresentam-se normais; porém, na anterior, o traçado cefalométrico lateral pode apresentar valores elevados de SNB e/ou reduzidos de ANB, como na mordida cruzada funcional; mas também pode apresentar valores reduzidos de SNA que indiquem retrusão maxilar (Fig. 6.10). Nas posteriores, podem ser observadas assimetrias ósseas nos traçados frontais (Fig. 6.11). No diagnóstico diferencial em relação à mordida cruzada funcional, não há alteração do quadro clínico com a manipulação em relação cêntrica.

Os aparelhos também diferem de acordo com a localização da mordida cruzada.

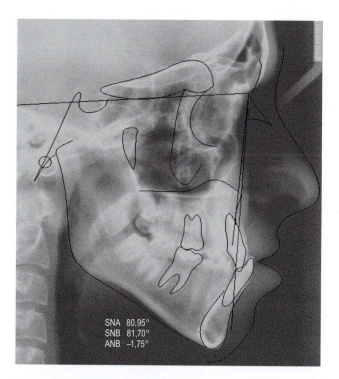

Fig. 6.10 Diagnóstico cefalométrico da mordida cruzada esquelética anterior. Incisivos superiores e inferiores com inclinação axial normal (ligeiramente vestibular), porém em relação cruzada. Ligeira retrusão maxilar (SNA = 80,95°), protrusão mandibular (SNB = 81,70°) e padrão esquelético de classe III (ANB = −1,75°).

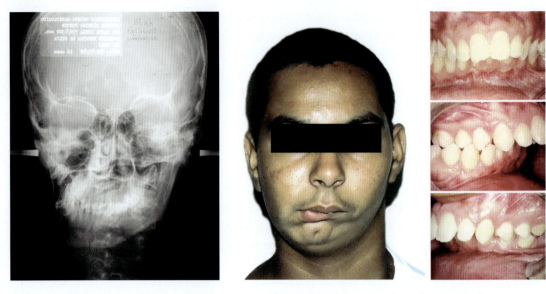

Fig. 6.11 Diagnóstico da mordida cruzada esquelética posterior. Radiografia cefalométrica frontal e aspecto clínico. Assimetria facial para a direita causada por ausência parcial do ramo mandibular direito (microssomia hemifacial), mordida cruzada lingual do lado direito e vestibular do lado esquerdo.

MORDIDA CRUZADA ANTERIOR

Segundo Andrade e Miguel, a mordida cruzada anterior ocorre em cerca de 8% das crianças e deve ser tratada precocemente. Existem diferentes condutas de tratamento de acordo com sua etiologia:

Dentária

O tratamento da mordida cruzada dentária será a correção das inclinações axiais normais dos dentes envolvidos. O primeiro passo é a identificação dos possíveis fatores etiológicos a fim de eliminá-los, como a retenção prolongada de dentes decíduos, dentes supranumerários, posição atípica do germe dentário, trauma na dentadura decídua, perda precoce de dente decíduo (com conseqüente fechamento do espaço), perímetro inadequado do arco dentário e hábitos que podem alterar a guia de erupção normal.

O segundo passo é a verificação do espaço presente para o correto posicionamento desses elementos. Se já tiver ocorrido perda de espaço no arco, será necessária, primariamente, a recuperação desse espaço.

O terceiro passo será a verificação do número de dentes envolvidos e o grau de erupção desses elementos. Existem aparelhos que são passivos, apenas funcionam como guia de erupção, necessitando da força eruptiva dos elementos dentários, como a lâmina de madeira e o plano inclinado fixo (PIF). E existem outros que exercem força de inclinação para o descruzamento, como as placas com molas digitais e o arco palatino ativo, que terão sua indicação de acordo com o número de dentes envolvidos e grau de sobremordida.

Lâmina de Madeira

Essa conduta só está indicada para pacientes colaboradores, com apenas um dente cruzado ainda em fase de erupção e quando há espaço para o correto posicionamento do dente cruzado no arco.

É um método de baixo custo e efetivo quando há colaboração da criança e dos pais (Fig. 6.12).

Plano Inclinado Fixo

Também é um aparelho passivo, confeccionado em resina acrílica, que encapsula os dentes inferiores, utilizando-os como ancoragem (Fig. 6.13). Possui uma extensão de sua base, plana e lisa, com a largura exata do dente cruzado e com a inclinação precisa de 45° que funciona como guia de erupção para o mesmo. A base deve conter o número de dentes a serem descruzados mais dois, ou seja, para descruzar um incisivo superior, precisa-se de uma ancoragem mínima de três dentes inferiores.

Está indicado para o descruzamento de um ou, no máximo, dois incisivos em fase de erupção, boa ancoragem, presença de espaço para o correto posicionamento no arco e ausência de mordida aberta, pois o paciente irá ocluir

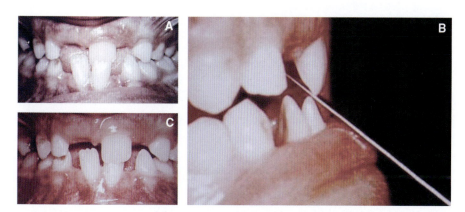

Fig. 6.12 Correção da mordida cruzada anterior dentária através da lâmina de madeira. (**A**) Maloclusão inicial, (**B**) posicionamento da lâmina de madeira em 45° e (**C**) aspecto final após a correção.

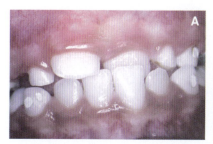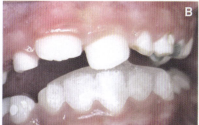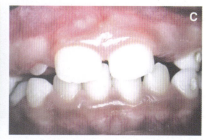

Fig. 6.13 Plano inclinado fixo. (**A**) Maloclusão inicial: mordida cruzada anterior do 21. (**B**) PIF cimentado com o 21 em contato com o plano inclinado. (**C**) Oclusão final após a correção.

apenas no plano inclinado, podendo ocorrer pequena extrusão posterior e diminuir o transpasse anterior.

Devido à sua efetividade e, principalmente, à desoclusão posterior, esse aparelho só pode ser mantido por, no máximo, 3 semanas. Devem ser dadas instruções aos pais no sentido de que, durante esse período, ficam suspensas as atividades físicas. A dicção fica prejudicada, bem como a alimentação, que, nesse período, deve ser líquida e pastosa.

Molas Digitais

As molas digitais exercem movimentos de inclinação e são extremamente versáteis, podendo ser confeccionadas de diferentes formas, ser utilizadas para descruzar um ou mais dentes e ser utilizadas em aparelhos removíveis com e sem levante oclusal (Fig. 6.14) ou em aparelhos fixos, como barras transpalatinas.

As molas digitais devem ser ativadas de 1,5 a 2,0 mm a cada 4 semanas. E só deve ser realizado o levante oclusal se o dente a ser descruzado estiver com transpasse vertical excessivo e este oferecer resistência à movimentação. Quando incorporada a um aparelho removível, o resultado dependerá da colaboração do paciente, que só deverá remover o aparelho para realizar a higienização. O tempo total de tratamento será maior que quando incorporada a um aparelho fixo.

Arco Palatino Ativo

Esse aparelho funciona como uma mola digital, exercendo força de inclinação aos dentes cruzados. Porém, está indicado para um número maior de dentes envolvidos.

É composto por um fio-guia com excelente resistência (0,9 mm), que fica soldado a anéis ortodônticos nos primeiros molares permanentes, e por um fio mais resiliente (0,5 mm), que forma uma alça de ativação e encosta-se à face palatina dos dentes cruzados. Como existe um ponto de solda na extremidade distal da alça de ativação, à medida que se abre essa alça mensalmente, é realizada pressão na palatina dos dentes cruzados, promovendo o movimento de inclinação dos mesmos (Fig. 6.15).

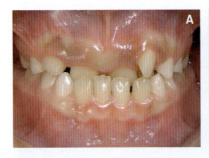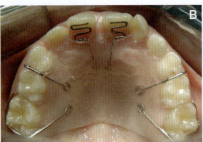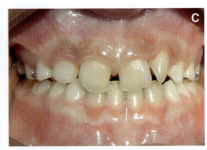

Fig. 6.14 Aparelho removível superior com molas digitais para correção da mordida cruzada dentária dos incisivos centrais superiores. (**A**) Maloclusão inicial: mordida cruzada anterior dentária. (**B**) Vista oclusal do aparelho ativado. (**C**) Correção da relação vestíbulo-lingual dos incisivos superiores.

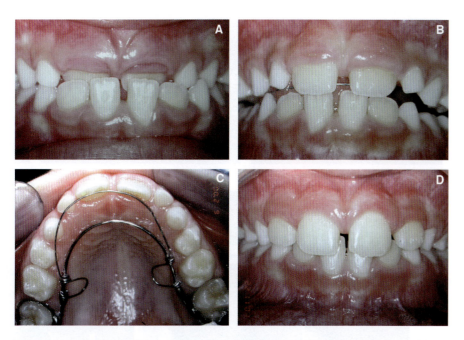

Fig. 6.15 Correção da mordida cruzada anterior dentária através do arco palatino ativo. (**A**) Maloclusão inicial: mordida cruzada anterior dentária. (**B**) Correção da relação vestíbulo-lingual dos incisivos superiores. (**C**) Vista oclusal do aparelho cimentado e ativado. (**D**) Oclusão final após total erupção dos incisivos superiores.

É um aparelho extremamente efetivo por não depender da colaboração do paciente. Porém, de confecção mais elaborada e sem a possibilidade de levante oclusal.

Esquelética

A abordagem da mordida cruzada esquelética dependerá do grau de displasia óssea e da idade de início do tratamento. Como o crescimento ósseo é fortemente influenciado pela carga genética do paciente, o tratamento é, sem dúvida, mais limitado e com pior prognóstico.

Em pacientes com crescimento, existe a possibilidade de intervenção precoce com o objetivo de controlar, na medida do possível, o crescimento desarmônico do paciente. Na mordida cruzada esquelética anterior, tenta-se deslocar o crescimento maxilar anteriormente, quando diagnosticada a retrusão maxilar; ou tenta-se redirecionar o crescimento mandibular, restringindo o crescimento no sentido ântero-posterior, quando diagnosticada a protrusão mandibular.

Já em pacientes sem crescimento, existe a possibilidade de camuflagem ortodôntica quando a displasia óssea for de pequena magnitude e não houver comprometimento da estética facial. Porém, quando o envolvimento ósseo for de grande magnitude e o perfil comprometido, a única solução é a cirurgia ortognática com avanço maxilar e/ou recuo mandibular.

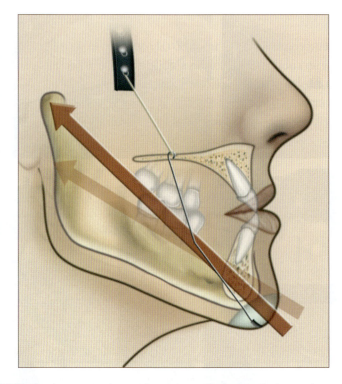

Fig. 6.18 Redirecionamento do crescimento mandibular através do uso da mentoneira: restrição do crescimento no sentido ântero-posterior.

Camuflagem Ortodôntica

Consiste na realização de um tratamento ortodôntico fixo, no qual são realizadas inclinações compensatórias dos incisivos superiores e inferiores, a fim de eliminar a mordida cruzada anterior. Finaliza-se o caso com inclinações axiais vestibulares exageradas dos incisivos superiores e linguais dos inferiores (Fig. 6.19).

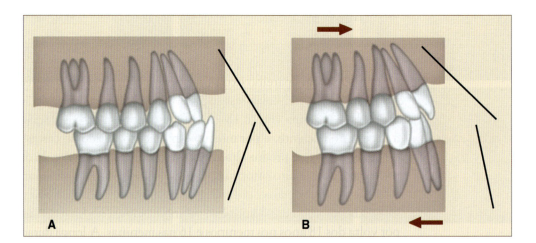

Fig. 6.19 Camuflagem ortodôntica para correção da mordida cruzada anterior esquelética de pequena magnitude. (**A**) Maloclusão inicial: mordida cruzada anterior. (**B**) Oclusão final após tratamento ortodôntico com extrações de quatro pré-molares para compensação dentária: incisivos superiores com inclinação axial vestibular exagerada e inferiores com inclinação lingual.

Cirurgia Ortognática

Inicialmente, o paciente é preparado ortodonticamente através de eliminação das compensações dentárias presentes na mordida cruzada anterior esquelética, como a inclinação axial vestibular dos incisivos superiores e linguais dos inferiores, piorando o aspecto da maloclusão. O paciente é então encaminhado para a cirurgia ortognática para a realização do avanço maxilar e/ou recuo mandibular. E, posteriormente à sua recuperação, finaliza-se o caso ortodonticamente (Fig. 6.20).

Funcional

No caso da mordida cruzada funcional, deve-se manipular o paciente em relação cêntrica a fim de identificar o contato prematuro. Como geralmente

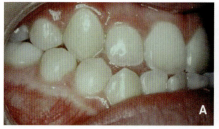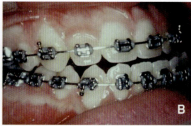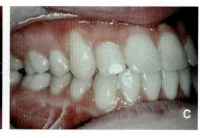

Fig. 6.20 Cirurgia ortognática para correção da mordida cruzada anterior esquelética. (**A**) Maloclusão inicial. (**B**) Eliminação das compensações dentárias, através de projeção dos incisivos inferiores e retração dos incisivos superiores após exodontia dos primeiros pré-molares superiores. (**C**) Aspecto final após correção cirúrgica de avanço maxilar e retrusão mandibular.

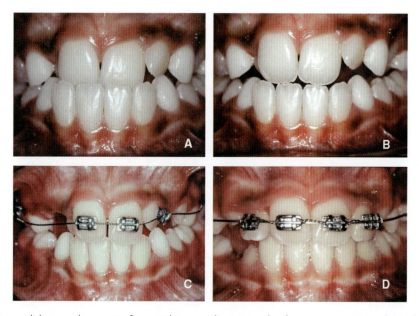

Fig. 6.21 Correção da mordida cruzada anterior funcional através de ajuste oclusal por movimentação. (**A**) Maloclusão inicial: mordida cruzada anterior funcional. (**B**) Identificação dos contatos prematuros através de manipulação em relação cêntrica. (**C**) Reposicionamento mandibular em uma posição mais fisiológica após liberação do contato prematuro por movimentação ortodôntica. (**D**) Correção da mordida cruzada dentária do 12 e 22.

esse contato ocorre na região de incisivos permanentes, o ajuste da oclusão deve ser realizado por movimentação, e não por desgastes.

Nesse caso, basta uma pequena movimentação para a liberação do contato prematuro; o restante do movimento ocorre através da musculatura, que reposiciona a mandíbula em uma posição mais fisiológica (Fig. 6.21).

MORDIDA CRUZADA POSTERIOR

Segundo Andrade e Miguel, a mordida cruzada posterior ocorre em cerca de 11% das crianças, e, como a anterior, deve ser tratada precocemente. Diferentes condutas de tratamento devem ser adotadas de acordo com sua etiologia:

Dentária

O tratamento da mordida cruzada posterior dentária será a obtenção das inclinações axiais normais dos dentes envolvidos. O primeiro passo é a identificação dos possíveis fatores etiológicos, que podem ser os mesmos observados na mordida cruzada anterior dentária, seguida da verificação do espaço presente para o correto posicionamento dos dentes cruzados e o número de dentes envolvidos.

Existem aparelhos que são indicados para o descruzamento de poucos dentes, como as bandas com elástico intermaxilar. E existem outros que são mais utilizados para a correção de vários elementos, como as placas expansoras e os expansores fixos.

Bandas com Elástico Intermaxilar

Essa técnica consiste na utilização de um elástico intermaxilar adaptado a ganchos soldados em bandas ortodônticas que ficam cimentadas nos dentes cruzados. A finalidade é exercer força de igual magnitude, porém em sentidos opostos (Fig. 6.22), promovendo o descruzamento.

Na maioria das vezes, a mordida cruzada é lingual. Nesses casos, posicionam-se os ganchos na vestibular do dente inferior e na palatina do superior (Fig. 6.22). Porém, quando a mordida cruzada é vestibular, inverte-se a posição dos ganchos.

Em lugar das bandas ortodônticas, pode ser feita a colagem de botões ortodônticos. Porém, a resistência da colagem é inferior à cimentação das bandas, podendo ocorrer descolagens e dificultar o tratamento.

Placas Expansoras

São aparelhos removíveis que buscam a inclinação vestibular dos dentes posteriores superiores através de um parafuso expansor no centro da placa (Fig. 6.23).

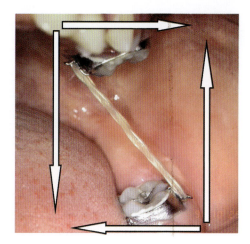

Fig. 6.22 Sistema de forças para correção da mordida cruzada posterior dentária através de anéis ortodônticos com ganchos soldados e elástico intermaxilar. Força de vestibularização e extrusão do molar superior e lingualização e extrusão do molar inferior.

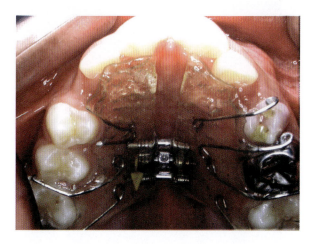

Fig. 6.23 Aparelho removível com parafuso expansor.

Como são aparelhos removíveis, dependem da colaboração do paciente e geralmente requerem maior tempo de tratamento em comparação aos aparelhos expansores fixos.

Expansores Fixos

Também são aparelhos que visam a inclinação vestibular dos dentes posteriores superiores. Porém, são fixos, geralmente soldados às bandas que ficam cimentadas nos primeiros molares permanentes.

Existem dois tipos: o aparelho de Porter, que é um arco em forma de "W" (Fig. 6.24), e o Quadri-hélice, que é semelhante ao Porter, porém são incorporados quatro helicóides em sua confecção (Fig. 6.25). Esses helicóides visam aumentar a resiliência dos fios do aparelho, liberando forças mais sua-

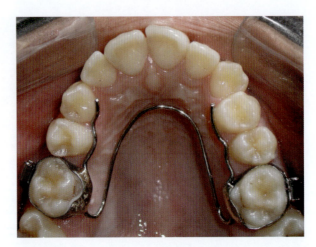

Fig. 6.24 Aparelho expansor fixo em forma de "W" (aparelho de Porter).

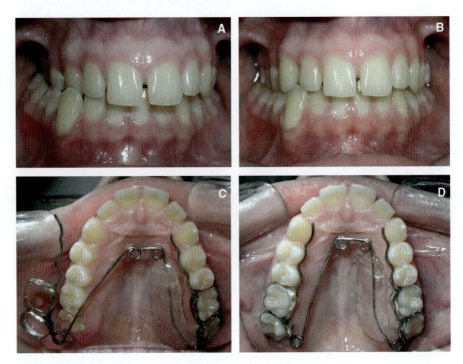

Fig. 6.25 Correção da mordida cruzada posterior dentária através de aparelho expansor fixo do tipo Quadri-hélice com reforço de resina acrílica no palato para aumento da ancoragem. (**A**) Maloclusão inicial: mordida cruzada posterior dentária unilateral direita. (**B**) Correção da relação vestíbulo-lingual. (**C**) Ativação somente do lado direito. (**D**) Cimentação do aparelho ativado.

ves e aumentando as possibilidades de ativação. Nesse aparelho, pode-se escolher qual helicóide se deseja ativar, exercendo maior controle sobre a movimentação.

Em ambos os aparelhos, a ativação é mensal e é necessária a remoção do aparelho para a ativação.

Esquelética

A mordida cruzada esquelética posterior pode ocorrer devido a um crescimento desarmônico entre maxila e mandíbula, como ocorre na mordida cruzada esquelética anterior, ou devido a uma atresia maxilar, ou mesmo devido a uma assimetria maxilar ou mandibular, geralmente decorrente de uma mordida cruzada dentária ou funcional não tratada precocemente.

No caso da desproporção óssea (padrão esquelético de classe III), o tratamento será o mesmo que a mordida cruzada esquelética anterior. Em pacientes ainda com crescimento, pode-se utilizar a máscara facial para protração maxilar ou mentoneira, para tentar restringir, na medida do possível, o crescimento mandibular no sentido ântero-posterior. Em pacientes adultos, a opção de tratamento será a cirurgia ortognática para avanço maxilar e/ou recuo mandibular.

Nos casos de atresia maxilar, o tratamento pode ser realizado através de disjuntores palatinos, que promovem a separação da sutura palatina mediana e permitem a formação de novo osso nesse espaço criado, aumentando o palato transversalmente. Esse tipo de tratamento só pode ser realizado em pacientes bem jovens, ainda em fase de surto de crescimento puberal. Após essa fase, iniciam-se a interdigitação e a fusão dessa sutura.

Os aparelhos disjuntores que podem ser utilizados são o Haas (Fig. 6.26) e o Hyrax (Fig. 6.27). Este último tem sido mais utilizado atualmente por permitir uma melhor higienização, irritando menos os tecidos moles. As ativações são realizadas diariamente até que ocorra o descruzamento e uma sobrecorreção seja obtida. Clinicamente surge um diastema entre os incisivos centrais superiores, confirmando a abertura da sutura. O parafuso é então estabilizado através de uma amarração ou pela colocação de resina acrílica no parafuso, e o aparelho é mantido em posição por 4 a 6 meses, até que ocorra a neoformação óssea. Os resultados obtidos são considerados de grande estabilidade, quando comparados aos obtidos pela expansão.

Porém, quando a atresia maxilar ocorre em pacientes sem crescimento, a solução será a abertura cirúrgica dessa sutura (Fig. 6.28). A abordagem cirúrgica também ocorre nos casos de assimetria óssea, através de cirurgias ortognáticas.

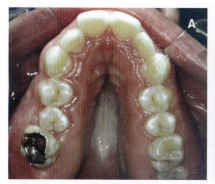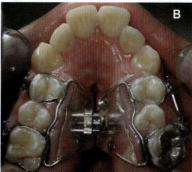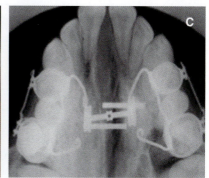

Fig. 6.26 Aparelho disjuntor do tipo Haas. (**A**) Atresia maxilar. (**B**) Cimentação do aparelho. (**C**) Radiografia oclusal evidenciando a abertura da sutura palatina mediana após ativação do aparelho.

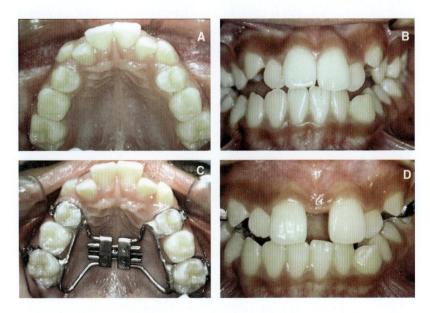

Fig. 6.27 Aparelho disjuntor do tipo Hyrax. Maloclusão inicial: (**A**) Vista oclusal e (**B**) vista frontal. (**C**) Cimentação do aparelho. (**D**) Abertura de diastema entre incisivos centrais superiores após a disjunção.

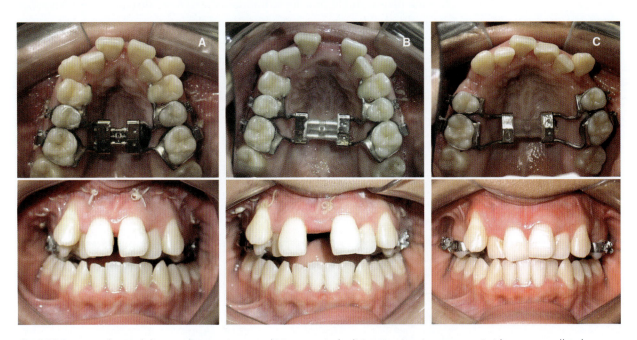

Fig. 6.28 Correção da mordida cruzada posterior esquelética através de disjunção cirurgicamente assistida com aparelho do tipo Hyrax. (**A**) Abertura de diastema entre incisivos centrais superiores após a primeira ativação realizada durante a cirurgia. (**B**) Aumento do diastema após as ativações subseqüentes. (**C**) Correção da relação vestíbulo-lingual posterior, estabilização do parafuso para período de contenção da disjunção, fechamento fisiológico do diastema e extração dos primeiros pré-molares superiores para início de tratamento ortodôntico fixo corretivo.

Funcional

A maioria dos casos de mordida cruzada funcional posterior é causada por contato prematuro na região de caninos decíduos (Fig. 6.29). Como são dentes temporários, a conduta sugerida é o desgaste oblíquo tanto do canino superior quanto do inferior, de forma que o superior possa deslizar sobre o inferior, favorecendo o correto posicionamento mandibular.

Como visto, existem inúmeras abordagens clínicas para a correção da mordida cruzada, e o sucesso do tratamento estará intimamente ligado ao correto diagnóstico dessa maloclusão, idade de início de tratamento e grau de envolvimento ósseo. Mesmo que o clínico não se sinta confortável em realizar a abordagem interceptativa dessa maloclusão, é dever do mesmo encaminhar o paciente o mais precocemente possível para outro profissional que o faça, pois o tratamento tardio poderá agravar a situação e comprometer os resultados do tratamento.

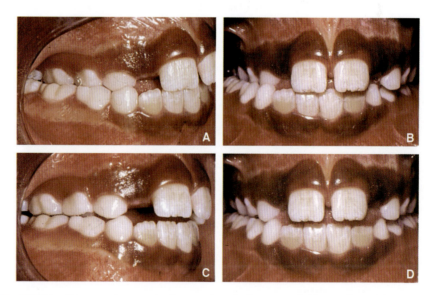

Fig. 6.29 Mordida cruzada posterior funcional. Maloclusão inicial: (**A**) Vista lateral direita; (**B**) vista frontal, com desvio da linha média inferior. Identificação e eliminação do contato prematuro na região de caninos decíduos, através de desgaste em plano inclinado; (**C**) vista lateral direita com correção da mordida cruzada; (**D**) correção da linha média inferior.

BIBLIOGRAFIA SUGERIDA

Andrade JP, Miguel JAM. Mordida cruzada posterior. *Revista da Associação Brasileira de Odontologia,*1999; *7*(4):221-5.

Capelli J, Bueno LG. O emprego do arco palatino com mola na correção da mordida cruzada anterior. *Revista Brasileira de Odontologia,* 2001; 58(1):48-50.

Carlini MG, Goldner MTA, Miguel JAM. Tratamento precoce da má-oclusão classe III de angle com expansão rápida e uso de máscara facial: relato de um caso clínico. *Revista Dental Press de Ortodontia e Ortopedia Maxilar,* 2002; 7(2):71-75.

Graber TM. *Orthodontics: Principles and Practice*. 3ª ed. Philadelphia: WB Saunders Co, 1973.

Haas AJ. Just the beginning of dentofacial orthopedics. *Am J Orthod*, 1970; *219*:55.

Haas AJ. Long-term post-treatment evaluation of rapid palatal expansion. *Angle Orthod*,1980; *78*:155-63.

Haas AJ. Rapid expansion on the maxillary dental arch and nasal cavity by opening the midpalatal suture. *Angle Orthod*, 1961; *31*:73-90.

Haas AJ. The treatment of maxillary deficiency by opening the midpalatal suture. *Angle Orthod*, 1965; *35*:200-17.

Lines PA. Adult rapid maxillary expansion with corticotomy. *Am J Orthod*, 1975; *67*:44-56.

McDonald RE. *Odontopediatria*. 4ª ed. Rio de Janeiro: Guanabara Koogan, 1986.

Moyers RE. *Ortodontia*. 4ª ed. Rio de Janeiro: Guanabara Koogan, 1991.

Proffit WR, Fields Jr HM. *Ortodontia Contemporânea*. 2ª ed. Rio de Janeiro: Guanabara Koogan, 1995.

Ramos VF, Pinto LAPF, Martins MM, Mendes AM, Guimarães SS, Prado R. Expansão maxilar cirurgicamente assistida. *Jornal Brasil de Ortod & Ortop Fac*, 2004; *54*(9):581-6.

Sim JM. *Minor Tooth Movement in Childreen*. 2ª ed. St Louis: Mosby Co,1977.

CAPÍTULO 7

Os Problemas Verticais: Mordida Aberta e Sobremordida Exagerada

Andressa Otranto B. Teixeira

Marco Antonio de Oliveira Almeida

Essas duas categorias de maloclusões estão relacionadas a um plano específico facial, que é o plano vertical, e estão caracterizadas por aumento ou diminuição do transpasse entre os dentes das arcadas opostas, podendo estar restritas a problemas dento-alveolares, ou, mais amplamente, ser o reflexo dentário de uma displasia esquelética, em que ocorre divergência ou convergência acentuada dos planos horizontais da face.

É necessária uma categoria especial para discutir esses problemas, uma vez que eles não se encaixam na classificação clássica das maloclusões, que considera os problemas no sentido sagital. Uma mordida aberta pode ser encontrada combinada com uma maloclusão sagital do tipo Classe I, Classe II ou Classe III, da mesma forma que se pode encontrar uma sobremordida exagerada combinada com diferentes problemas sagitais.

Outro importante aspecto dessa categoria de problemas é o comprometimento estético que acomete os pacientes afetados, principalmente quando há componente esquelético envolvido. Além disso, problemas como quantidade de compensação dentária possível de ser conseguida, necessidade de reeducação neuromuscular, estabilidade do tratamento, contenção e prognóstico de longo prazo têm um caráter especial, quando se tratam as maloclusões verticais, e justificam a necessidade de serem abordados separadamente.

A seguir será abordada cada uma das alterações, procurando-se discutir os aspectos de classificação, etiologia e tratamento, enfatizando as possibilidades de tratamento preventivo-interceptativo.

A. MORDIDA ABERTA

O Que É?

A mordida aberta é uma das maloclusões (Fig. 7.1) que afetam as arcadas no sentido vertical, provocando uma ausência de contato entre os dentes das arcadas opostas, quando em oclusão cêntrica, podendo o problema estar localizado na região anterior, posterior, ou, de forma combinada, haver ausência de contatos tanto na região anterior como em extensa parte da região posterior, muitas vezes com contatos apenas nos últimos molares.

Essa maloclusão, embora seja percebida e caracterizada pela ausência de contatos entre os dentes das arcadas opostas, engloba uma enorme variedade de condições no que diz respeito à etiologia, origem, localização, extensão do problema e possibilidades terapêuticas. O estudo de todos esses fatores em separado é importante para estabelecer uma compreensão acerca da condição. Todavia, é a correta correlação entre todos esses fatores a serem apresentados, com o estabelecimento da verdadeira importância de cada um em cada caso específico, que vai permitir construir um diagnóstico preciso e estabelecer um tratamento adequado para garantir não só a qualidade dos resultados, mas a estabilidade dos mesmos.

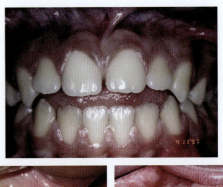

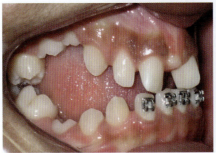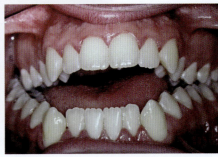

Fig. 7.1 Exemplos de maloclusão de mordida aberta com diferentes localizações.

Classificação

Quanto à Localização	Quanto às Estruturas Envolvidas
Anterior	Dentária
Lateral	Esquelética
Combinada	

Quanto à localização, a mordida aberta anterior tem localização restrita à porção da arcada dentária localizada de canino a canino, com oclusão posterior normal no sentido vertical. Acarreta alterações no aspecto estético e funcional do indivíduo, sendo provavelmente a maloclusão em que os aspectos funcionais são mais percebidos pelos pacientes, pois geram limitações para o dia-a dia dos indivíduos, como dificuldade de apreensão e corte dos alimentos, além de alterações fonéticas.

A mordida aberta lateral pode acometer apenas um lado da arcada ou estar presente nos dois lados e está relacionada com a interposição de objetos, como chupeta posicionada lateralmente, projeção lingual lateral ou com fatores locais, como a anquilose dentária (Fig. 7.2).

A mordida aberta combinada vai apresentar falta de transpasse entre os dentes tanto na região anterior como posterior; na região posterior, o comprometimento pode ser uni- ou bilateral. A mordida aberta combinada com envolvimento posterior bilateral conota um envolvimento esquelético, sempre de gravidade maior e de possibilidades terapêuticas mais complexas (Fig. 7.3).

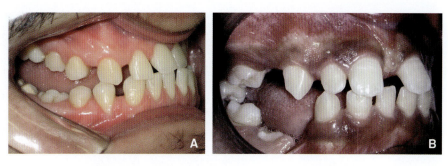

Fig. 7.2 Mordida aberta lateral relacionada com hábito (**A**) e anquilose (**B**).

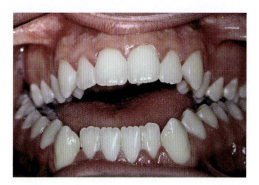

Fig. 7.3 Mordida aberta combinada.

Em relação às estruturas envolvidas, a mordida aberta é classificada como dentária ou simples, quando somente dentes e processos alveolares estão envolvidos. Nesses casos, as bases ósseas não mostram comprometimento e a angulação dos planos horizontais da face mostra-se normal. Quando existe comprometimento das bases ósseas com divergência desses planos horizontais, classifica-se a mordida aberta como esquelética ou complexa (Figs. 7.4 e 7.5).

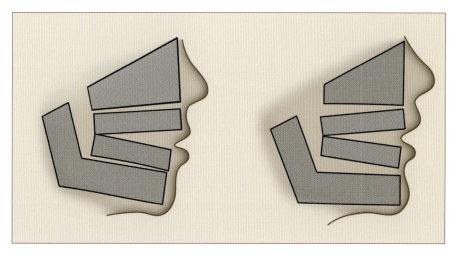

Fig. 7.4 Esquema gráfico de paciente com mordida aberta esquelética e dentária.

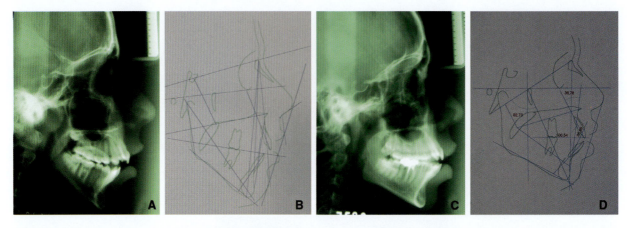

Fig. 7.5 Radiografia cefalométrica lateral e cefalograma de pacientes com mordida aberta. (**A** e **B**) Paciente com mordida aberta esquelética. (**C** e **D**) Paciente com mordida aberta dento-alveolar.

O padrão de envolvimento craniofacial, nos casos de mordida aberta esquelética, é semelhante, mas a gravidade pode se apresentar em grau variável. Esse envolvimento de bases ósseas compreende uma maloclusão de maior gravidade, tornando o tratamento de maior complexidade e o prognóstico mais preocupante em relação às mordidas abertas de envolvimento apenas dento-alveolares.

Os pacientes portadores de mordida aberta apresentam características faciais específicas, principalmente quando essa maloclusão tem envolvimento esquelético. Vários autores relatam essas características, como Gavito, Kim e Sassouni. Entre as mais importantes, destacam-se:

1. aumento anterior e diminuição posterior da altura facial
2. desproporção entre os terços faciais, com aumento da porção inferior da face
3. incompetência labial
4. largura da face com tendência a ser mais estreita
5. abertura nasal estreita

Etiologia

A mordida aberta tem origem multifatorial; assim, sua ocorrência está relacionada a uma combinação de diversas variáveis que vão atuar dentro do potencial de crescimento inerente de cada indivíduo. Essas variáveis abrangem uma enorme gama de fatores anatômicos – esqueléticos, musculares e de outros tecidos moles, além da relação com hábitos. A interação dessas múltiplas variáveis é que determina a ocorrência do problema e a gravidade com que ele se apresenta. Por exemplo, um mesmo hábito, com as mesmas características, em uma criança com tendência a apresentar os planos horizontais da face divergentes, pode acarretar uma grande mordida aberta, enquanto, numa criança com tendência a apresentar convergência desses planos, o efeito pode nem mesmo estar presente. Embora os fatores etiológicos sejam didaticamente apresentados em separado, essa complexa interação que ocorre entre eles é fundamental para o estabelecimento do problema, e, muitas vezes, a dificuldade de mensurar a importância de cada um dificulta as decisões do plano de tratamento.

Os fatores etiológicos dessa condição podem basicamente ser divididos em:

- Hábitos viciosos
- Hiperplasia dos tecidos linfáticos com respiração bucal
- Alterações de crescimento
- Forças oclusais eruptivas e anquilose

HÁBITOS VICIOSOS

Uma das maloclusões que apresentam maior associação com a presença de hábitos nocivos é, sem dúvida, a mordida aberta, na qual, em diversas situações, a causa é claramente identificada, como a presença de sucção de dedo ou chupeta e o seu respectivo efeito – o estabelecimento de uma mordida aberta. A mordida aberta se estabelece exatamente na região da interposição do objeto (dedo/chupeta) (Fig. 7.6). Normalmente então é encontrada na região anterior, mas, algumas vezes, quando a criança tem o hábito de interpor a chupeta na região lateral da arcada, a ausência de contatos será observada nessa região. Embora essa relação causa/efeito seja muitas vezes muito bem delimitada, ela vai estar sob influência de vários fatores, como freqüência, duração e intensidade do hábito (Fig. 7.7).

Essas variáveis, conhecidas como tríade de Graber, somam-se às características próprias de cada indivíduo e, por isso, nem sempre um mesmo hábito gera conseqüências iguais em indivíduos diferentes. Em alguns casos, um hábito nocivo primário gera como conseqüência um outro hábito, que, muitas vezes, após o hábito primário ter sido removido, perpetua a maloclusão. Um

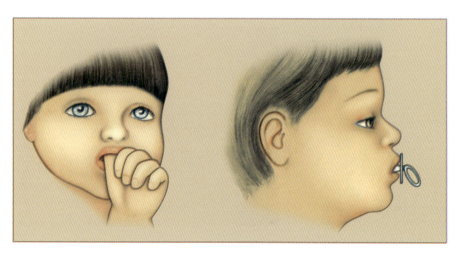

Fig. 7.6 Hábitos de sucção não-nutritiva – dedo/chupeta. (Fonte: Baseada em Ferreira FV, 2004.)

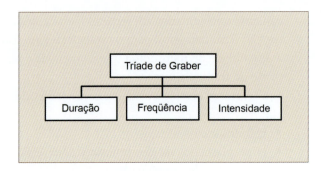

Fig. 7.7 Esquema gráfico da tríade de Graber.

hábito de sucção de chupeta pode provocar uma mordida aberta anterior, que, em conseqüência, gera uma interposição lingual na hora da deglutição, como uma adaptação fisiológica para haver vedamento anterior. Após a remoção da sucção da chupeta, a mordida não se fecha, pois a língua, mantendo-se entre os dentes, impede sua erupção.

HIPERPLASIA DOS TECIDOS LINFÁTICOS COM RESPIRAÇÃO BUCAL

Uma situação fortemente correlacionada com as mordidas abertas é o caso das hipertrofias de tonsilas palatinas e adenóides, o que vai gerar um quadro predisponente ao estabelecimento da maloclusão. O paciente com hipertrofia dos tecidos linfáticos normalmente desenvolve respiração bucal, que pode levar a um subdesenvolvimento da maxila. Haverá também desenvolvimento de projeção lingual, como um ato reflexo, uma vez que, quando a língua se posiciona mais para trás e toca nesses tecidos, normalmente inflamados, provoca dor. Essa língua posicionada mais para frente, entre os dentes, acabará por desenvolver uma mordida aberta (Fig. 7.8).

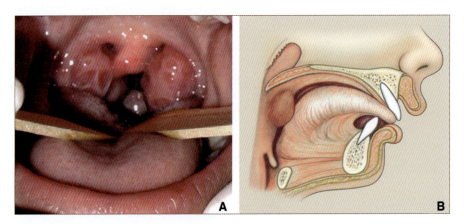

Fig. 7.8 (A) Hiperplasia de amígdalas palatinas. **(B)** Esquema gráfico do posicionamento mais anteriorizado da língua em conseqüência da hipertrofia.

ALTERAÇÕES DE CRESCIMENTO

Um padrão de crescimento desfavorável, determinado por um padrão genético, pode ser o causador da mordida aberta, independentemente de qualquer outro fator.

Pacientes com faces longas, com predominância de crescimento vertical, em que se observa uma tendência de divergência entre os planos da base do crânio, do palato e da mandíbula entre si e o ângulo formado entre o ramo e o corpo da mandíbula muito aberto, vão tender a apresentar esse tipo de maloclusão. Nesses casos, o fator genético é determinante e a atuação terapêutica será de grande complexidade (Fig. 7.9).

FORÇAS OCLUSAIS ERUPTIVAS E ANQUILOSE

Fatores localizados podem gerar mordidas abertas em áreas específicas, que normalmente são de extensão restrita à área do fator causal. Esses fatores são principalmente a anquilose, que pode ocorrer com dentes decíduos ou permanentes, e a falha de erupção relacionada aos dentes permanentes. A anquilose de dentes decíduos costuma ser observada na fase da dentadura mista, quando então esses dentes vão se tornando cada vez mais infra-ocluídos em relação aos dentes vizinhos. Nos casos de dentes permanentes, a anquilose costuma estar relacionada com um trauma dentário que traumatiza o tecido periodontal ao redor do dente e tem como conseqüência a anquilose. Esses dentes, assim como os decíduos, podem ir mostrando progressivamente uma infra-oclusão. Na falha de erupção primária, o dente não se mostra anquilosado, mas há algum transtorno na sua erupção normal, que cessa antes de o dente atingir a oclusão, provocando também uma mordida aberta localizada. Esses fatores normalmente têm tratamento bem delimitado, relacionado à eliminação da causa (Fig. 7.10).

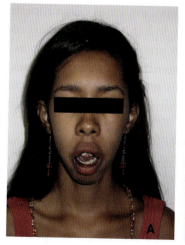 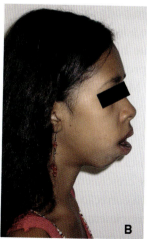 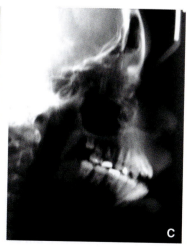

Fig. 7.9 (A e **B)** Fotografias de frente e de perfil e **(C)** radiografia cefalométrica de paciente com padrão de crescimento extremamente vertical.

de uma deglutição infantil (ver Cap. 3, sobre etiologia) podem produzir uma mordida aberta, dificultar a sua correção e estar relacionados com a recidiva da condição pós-tratamento.

Exame das Fotografias

O exame das fotografias do paciente fortalece os dados obtidos no exame clínico da face, sorriso e arcadas. Funciona como um registro visual desse exame e nos dá a possibilidade de avaliar diversos dos itens observados no exame clínico (Fig. 7.11).

Exame dos Modelos de Gesso das Arcadas

Deve ser observada a inclinação dos planos oclusais superior e inferior, tentando-se localizar o problema. O tamanho da coroa clínica é outro fator de muita importância, pois irá indicar o nível de compensação que pode ser tentado. Pacientes com mordida aberta anterior e coroas clínicas de incisivos curtas têm um prognóstico melhor para extrusão desses dentes comparados àqueles em que as coroas clínicas já se mostram longas. Extrusão dos dentes posteriores é outro dado de importância, pois a sua intrusão pode corrigir o problema. Todos esses dados devem ser criteriosamente examinados para que se possa focar a correção na origem do problema (Fig. 7.12).

Radiografia Cefalométrica Lateral

Nesse exame devem ser avaliados a inclinação dos planos horizontais da face, o ângulo formado entre o corpo e o ramo mandibular e a posição dos molares e incisivos em relação aos seus ossos de suporte. Esses dados irão determinar se a origem da maloclusão é predominantemente óssea ou dentária,

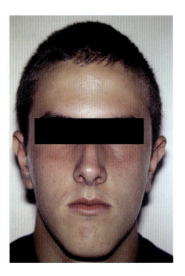

Fig. 7.11 Fotografia de um paciente portador de mordida aberta, mostrando a tendência de rosto fino e alongado.

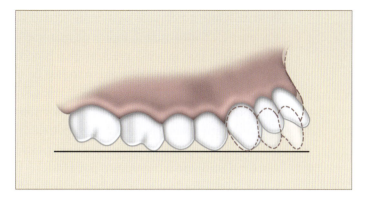

Fig. 7.12 Esquema mostrando incisivos aquém do plano mandibular.

o que vai ser de fundamental importância para o estabelecimento do trata-mento (Fig. 7.13).

Uma importante análise para os casos de maloclusões com envolvimento esquelético ou dento-esquelético é a fase de maturação esquelética do paciente. A fase de desenvolvimento do indivíduo, e, conseqüentemente, o potencial de crescimento ainda presente, muitas vezes é o fator diferencial para que se possa ou não estabelecer determinado tratamento para a correção dessa maloclusão. Muitas vezes, um caso que pode ser tratado apenas com terapia ortodôntica durante a fase de crescimento torna-se um caso de solução orto-cirúrgica depois de cessado o crescimento. Por isso, a determinação da fase de

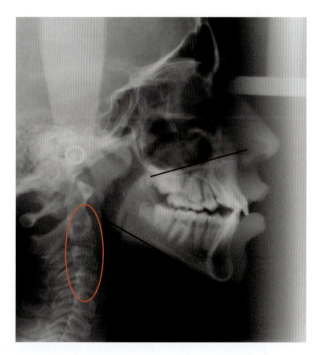

Fig. 7.13 Radiografia cefalométrica lateral. Demonstração da divergência entre os planos maxilar e mandibular (característica dos pacientes com mordida aberta esquelética) e destaque para as vértebras usadas no índice de Hassel-Farman.

desenvolvimento em que o paciente se encontra é essencial para o plano de tratamento. Para avaliar o índice de maturação esquelética de um indivíduo, ou seja, para que se possa predizer qual o potencial de crescimento, existem dois índices em uso atualmente: o índice de maturação vertebral (IMV) e o índice de maturação carpal (IMC).

A principal vantagem da utilização do índice de maturação vertebral é que nenhum outro exame precisará ser solicitado, uma vez que o material para sua medição é a própria radiografia cefalométrica. O principal índice de maturação vertebral utilizado é o proposto por Hassel e Farman, avaliando as vértebras C2 a C4, de acordo com os seguintes dados (Figs. 7.13, 7.14 e 7.15):

Quando comparado esse índice com o índice de maturação carpal, obtém-se menor exatidão intra- e interexaminadores com o IMV. Esse fato pode ocorrer

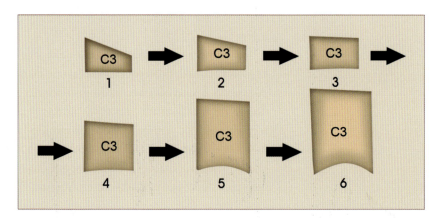

Fig. 7.14 Representação gráfica dos 6 estágios de maturação de Hassel-Farman para as vértebras cervicais: (1) iniciação, (2) aceleração, (3) transição, (4) desaceleração, (5) maturação e (6) final.

estágio	descrição
1) iniciação	bordos inferiores das vértebras C2, C3 e C4 são retos bordos superiores são afunilados, de posterior para anterior, dando ao corpo das vértebras C3 e C4 uma forma trapezoidal (cunha)
2) aceleração	concavidades estão se desenvolvendo nos bordos inferiores das vértebras C2 e C3 bordo inferior da vértebra C4 está reto corpo das vértebras C3 e C4 está praticamente retangular
3) transição	concavidades distintas podem ser vistas nos bordos inferiores das vértebras C2 e C3 início do desenvolvimento de concavidade no bordo inferior da vértebra C4 corpo das vértebras C3 e C4 estão na forma retangular horizontal
4) desaceleração	concavidades distintas podem ser vistas nos bordos inferiores das vértebras C2, C3 e C4 corpo das vértebras C3 e C4 começa a ficar mais quadrado
5) maturação	concavidades mais acentuadas podem ser vistas nos bordos inferiores das vértebras C2, C3 e C4 corpo das vértebras C3 e C4 está na forma quadrangular
6) final	concavidades profundas presentes nos bordos inferiores das vértebras C2, C3 e C4 corpos de C3 e C4 está quadrado ou com a dimensão vertical maior que a horizontal (retangular vertical)

Fig. 7.15 Estágios de maturação esquelética vertebral descrita por Hassel e Farman.

por haver menos estágios no IMV e, conseqüentemente, mais dúvidas poderem surgir na classificação das fases intermediárias, ou ainda pelo fato de os dentistas estarem menos habituados com a utilização desse índice em relação ao IMC.

Para obtenção do IMC, uma outra radiografia se faz necessária, a radiografia de punho e mão, fazendo com que o paciente receba uma dose extra de radiação. O índice de maturação carpal conta com maior número de estágios, com ossificação de diferentes centros, o que pode facilitar a identificação e diminuir os erros (Figs. 7.16 e 7.17).

Terapias

O tratamento vai diferir em complexidade de acordo com a idade do paciente e origem do problema. Iniciando pelas terapias de maior simplicidade, usadas em idades precoces, serão discutidas as terapias em todos os níveis, chegando aos procedimentos ortocirúrgicos, considerados os de maior complexidade.

INTERRUPÇÃO DO HÁBITO

Quando é observada uma mordida aberta em idade precoce, considerada na fase de dentadura decídua ou, no máximo, até o início da erupção dos incisivos permanentes, a simples remoção do hábito pode ser suficiente para a correção do problema. Normalmente, o hábito está relacionado à sucção não-nutritiva (dedo/chupeta) que impede a erupção correta dos dentes anteriores. A remoção do fator causal nessa fase vai dar condições para que o processo alveolar da região normalize o seu desenvolvimento e, com isso, ocorra a autocorreção.

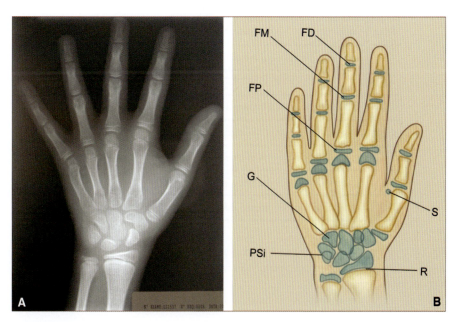

Fig. 7.16 (A) Radiografia de punho e mão. **(B)** Esquema gráfico dos eventos de ossificação relacionados com a maturação óssea.

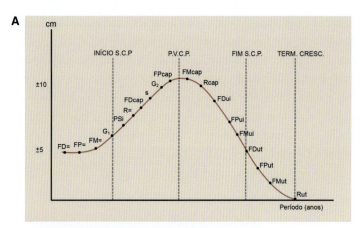

A

B

FD	Falange Distal
FM	Falange Medial
FP	Falange Proximal
S	Sesamóide
R	Rádio
PSi	Psiforme
G	Gancho do Ganchoso

SCP Surto de Crescimento Puberal
PVCP Pico de Velocidade do Crescimento Puberal

C

FD	Epífises das falanges distais da mesma largura das diáfises
FP	Epífises das falanges proximais da mesma largura das diáfises
FM	Epífises das falanges mesiais da mesma largura das diáfises
G_1	Início da visualização do gancho no osso ganchoso
PSi	Visualização do osso psiforme
R	Epífise do osso rádio da mesma largura da diáfise
FDcap	Capeamento epifisário das falanges distais
S	Visualização do osso sesamóide
G_2	Clara visualização do gancho no osso ganchoso
FPcap	Capeamento epifisário das falanges proximais
FMcap	Capeamento epifisário das falanges mesiais
Rcap	Capeamento epifisário do osso rádio
FDui	Início da união epifisária nas falanges distais
FPui	Início da união epifisária nas falanges proximais
FMui	Início da união epifisária nas falanges mesiais
FDut	União epifisária total das falanges distais
FPut	União epifisária total das falanges proximais
FMut	União epifisária total das falanges mesiais
Rut	União epifisária total do osso rádio

Fig. 7.17 Crescimento puberal analisado pela radiografia de punho e mão. (**A**) Gráfico ilustrativo do surto de crescimento puberal, com a localização dos diferentes eventos observados na radiografia de punho e mão. (Fonte: Martins, 1979.) (**B** e **C**) Explicação das abreviações.

Embora seja um procedimento simples, nem sempre é fácil consegui-lo. O ideal é que uma conversa franca seja estabelecida com a criança, explicando a ela os problemas que o hábito está causando. Muitas vezes, o simples entendimento da situação faz com que a criança pare com o hábito. Outras vezes, a criança tem vontade de interromper o hábito, mas não consegue, o que costuma ser mais comum nos casos de sucção digital. Nesses casos, alguns procedimentos podem ajudar a criança, como a colocação de luvas para dormir ou de uma fita adesiva enrolada no dedo que a criança costuma sugar. No entanto, esses procedimentos só costumam dar certo quando há realmente vontade do paciente em suprimir o hábito. Em uma fase em que os incisivos já estão com desenvolvimento mais adiantado, um dispositivo que dificulte o hábito e também a interposição da língua, normalmente já presente, pode ser necessário. Nesse caso, um aparelho removível com uma grade palatina anterior pode ser utilizado. Esse aparelho deve ser utilizado durante o maior número de horas possível do dia, só sendo removido para higienização. Com esse tipo de aparelho, o fator determinante do sucesso será a cooperação do paciente, uma vez que ele tem o poder de definir a quantidade de uso (Fig. 7.18).

Quando o paciente mostra vontade de interromper o hábito, mas não mostra colaboração suficiente, seja por falta de maturidade ou por qualquer outro fator, uma grade palatina fixa é o mais indicado, pois irá realmente dificultar o hábito (Fig. 7.19).

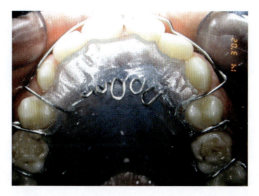

Fig. 7.18 Grade palatina removível para interrupção de hábito.

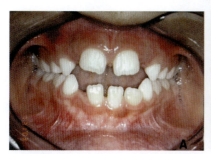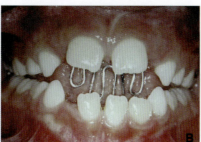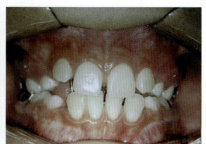

Fig. 7.19 Uso de grade palatina fixa para fechamento de mordida. (**A**) Antes da colocação da grade. (**B**) Com a grade cimentada. (**C**) Fechamento da mordida.

Nos casos em que a criança não mostra vontade de interromper o hábito, terapia psicológica deve ser indicada. Nesses casos, nenhum tipo de aparelho costuma produzir resultados, pois o paciente que deseja manter o hábito normalmente irá destruir qualquer dispositivo que o esteja impedindo.

CONTROLE DO CRESCIMENTO

As terapias que envolvem controle de crescimento devem ser iniciadas na fase de início do surto de crescimento, e, para essa determinação, o controle da sua idade óssea é muito importante. As terapias de controle de crescimento vão ser divididas em controle do crescimento vertical da maxila e controle do desenvolvimento vertical dos dentes posteriores, onde a mandíbula tem tendência de crescimento vertical. As duas terapias podem ainda ser combinadas, em casos de maior magnitude.

O controle do desenvolvimento vertical da maxila costuma ser feito com o uso do aparelho de Thurow, um aparelho extra-oral de tração alta com um *splint* maxilar. Com ele se aplica uma força intrusiva em todo o osso maxilar, com o objetivo de impedir o seu desenvolvimento vertical (Fig. 7.20).

O controle do desenvolvimento vertical dos dentes posteriores, por sua vez, é realizado com uso de aparelhos ortopédicos funcionais nos quais são acoplados blocos de mordida (*bite bloks*), posicionados nas porções posteriores

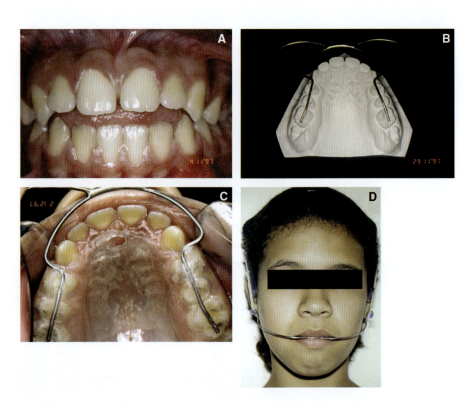

Fig. 7.20 Uso de aparelho de Thurow para controle do crescimento vertical da maxila. (**A**) Mordida aberta anterior. (**B**) Construção do aparelho em modelo. (**C**) Vista intra-oral do aparelho. (**D**) Vista extra-oral do aparelho.

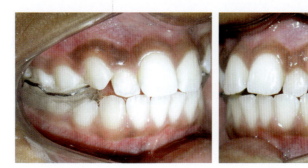

Fig. 7.21 Uso de aparelho com blocos de mordida (*bite blocks*), usado para aplicar força intrusiva aos molares e conseqüente giro anti-horário da mandíbula.

das arcadas. Esses blocos imprimem uma força intrusiva nos dentes posteriores pela própria força mastigatória; com isso, tendem a provocar um giro anti-horário da mandíbula (Fig. 7.21).

O uso de aparelho funcional com blocos de mordida, acoplado a um aparelho extrabucal, pode ser mais efetivo, principalmente em casos de maior gravidade, pois impede, ao mesmo tempo, tanto o desenvolvimento vertical da maxila quanto a erupção dos dentes mandibulares e o conseqüente giro horário da mandíbula.

MECÂNICAS EXTRUSIVAS

Em casos de dentição permanente, quando o crescimento já houver cessado e estiver presente uma mordida aberta de pequena magnitude, o tratamento que produza extrusão dento-alveolar da região anterior pode ser empregado. Um dado importante para instituir essa terapia é a quantidade de exposição de incisivos presente antes da terapia. Se já houver uma grande exposição desses dentes, esse tipo de tratamento pode produzir uma piora estética no paciente, e a proposta terapêutica deve ser repensada.

Se essa realmente for a terapia de escolha, o uso de elásticos anteriores, ancorados na aparelhagem fixa, costuma ser o meio de produzir a extrusão (Fig. 7.22).

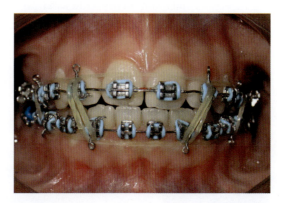

Fig. 7.22 Uso de mecânica extrusiva. Os elásticos aplicam forças de extrusão sobre os dentes aos quais são ligados.

MECÂNICAS INTRUSIVAS – USO DE MINIPLACAS E MICROPARAFUSOS

Outra opção para o fechamento de mordidas depois de cessado o crescimento é a colocação de unidades de ancoragem óssea nas regiões posteriores das arcadas, com o objetivo de promover a intrusão dos dentes posteriores. Essa intrusão posterior gera um giro anti-horário da mandíbula, com conseqüente correção do quadro. Os casos escolhidos para receber esse tipo de tratamento devem apresentar exposição normal de incisivos, extrusão de dentes posteriores e não devem ser de grande magnitude (Fig. 7.23).

TERAPIAS ORTODÔNTICA E CIRÚRGICA COMBINADAS

O tratamento ortocirúrgico tem indicações para casos com comprometimento esquelético depois de cessado o crescimento. Em casos graves, com componente genético forte, a terapia para controle do crescimento pode não gerar os resultados esperados e o caso terminar com indicação de cirurgia para completar a correção.

Os casos que têm essa indicação apresentam, em geral, quadros mais graves da maloclusão e estética bastante comprometida.

O tratamento ortocirúrgico compreende uma fase ortodôntica de preparo pré-cirúrgico, a fase cirúrgica propriamente dita e uma fase pós-cirúrgica de finalização da oclusão. Dependendo da localização do problema, a cirurgia poderá ser feita com a maxila inteira ou segmentada.

Com essa intrusão do segmento posterior da maxila, a mandíbula sofrerá um giro anti-horário. A cirurgia na mandíbula poderá ou não ser necessária nos casos de mordida aberta, dependendo também da sua posição sagital (Figs. 7.24 e 7.25).

COMPLEMENTAÇÃO COM TERAPIA MIOFUNCIONAL

O tratamento ortodôntico isolado apenas corrige as alterações morfológicas dos arcos dentários, sem, contudo, normalizar os padrões funcionais musculares. Porém, para que haja estabilidade dos resultados obtidos, tanto a forma como a função devem estar corretas. Assim, a terapia miofuncional é um recurso adicional indispensável, pois, nos casos de mordida aberta, toda a função oral costuma estar alterada; e, conjugada com a correção da

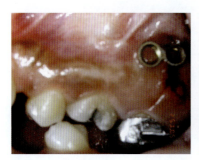 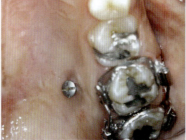 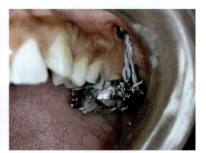

Fig. 7.23 Uso de microparafuso e miniplaca para intrusão dos dentes posteriores.

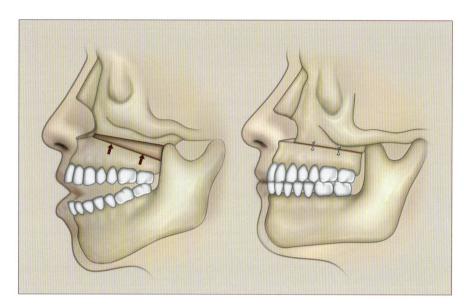

Fig. 7.24 Esquema gráfico da cirurgia de impacção de maxila, usada para corrigir mordidas abertas com envolvimento esquelético.

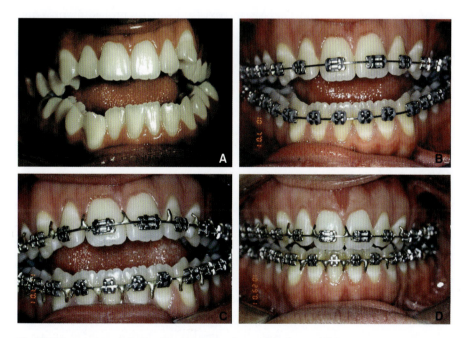

Fig. 7.25 Tratamento cirúrgico da maloclusão de mordida aberta. (**A**) Fase pré-tratamento ortodôntico, (**B**) alinhamento, (**C**) fase pré-cirúrgica e (**D**) pós-cirurgia ortognática.

forma, é preciso que haja um trabalho neuromuscular para a readaptação às funções corretas.

Estabilidade

Uma grande preocupação relacionada ao tratamento da maloclusão de mordida aberta é a estabilidade dos casos pós-tratamento. Esse problema de estabilidade está relacionado com diversos fatores, como a continuidade do crescimento do paciente em um padrão desfavorável e o retorno dos tecidos após a liberação da força ortodôntica.

Quando o tratamento é realizado com objetivo de controlar a direção de crescimento, pode ser necessária uma contenção ativa até que o crescimento cesse. Essa contenção tem como objetivo impedir a extrusão dos seguimentos posteriores e pode ser feita com o uso de aparelho extra-oral de puxada alta ou com o uso de aparelhos com blocos de mordida posterior.

Quando maior movimentação dento-alveolar foi usada para a correção, a preocupação relaciona-se com a resposta dentária e periodontal a esses movimentos. Em casos de extrusão dos dentes anteriores, uma sobrecorreção deve ser tentada de maneira que alguma recidiva possa ocorrer sem grandes prejuízos aos resultados alcançados. Outro fator importante nesses casos é a certeza de que hábitos que possam contribuir para a abertura da mordida não estejam presentes. Nesses casos, a manutenção de um trabalho fonoaudiológico pode ser de grande ajuda, além da utilização de aparelhos de contenção em que sejam adicionadas grades anteriores. Aparelhos com batentes oclusais posteriores com a parte anterior livre também podem ser úteis nesses casos, pois permitem a extrusão anterior contínua enquanto impedem a extrusão posterior.

Mesmo existindo alguns procedimentos que ajudam no controle da recidiva, o principal fator de sucesso está no planejamento inicial, pois, se grande quantidade de movimentos dentários extrusivos for realizada durante a fase ativa de tratamento, nenhum procedimento posterior será capaz de conter a recidiva.

B. SOBREMORDIDA EXAGERADA

O Que É?

A sobremordida exagerada (Fig. 7.26) consiste no transpasse excessivo no sentido vertical, entre os incisivos superiores e os incisivos inferiores, quando as arcadas estão em oclusão cêntrica. Entre as diversas maloclusões existentes, considerando os três planos do espaço, essa é normalmente a menos discutida. No entanto, ela pode ser responsabilizada por uma enorme variedade de condições que afetam o aparelho mastigatório, como problemas periodontais e interferência no padrão normal de fechamento mandibular. Vários dos autores consagrados na Ortodontia dão ênfase à problemática dessa condição. Strang afirmou ser essa, talvez, a condição mais danosa que possa existir quando se pensa na saúde dos tecidos de suporte e na longevidade dos elementos dentários, e Graber disse que a sobremordida exagerada predispõe o paciente a problemas periodontais, acentuando a função anormal, a mastigação inadequada, o trauma, o estresse excessivo, o bruxismo e distúrbios na ATM, tornando a reabilitação oral no adulto uma batalha perdida, a não ser que a sobremordida exagerada possa ser controlada. Apesar de toda a complexidade de diagnóstico e terapia envolvida com esse tipo de maloclusão, a quantidade

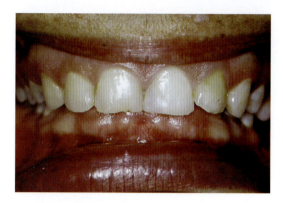

Fig. 7.26 Foto intra-oral de paciente com sobremordida exagerada, com incisivos superiores cobrindo totalmente os incisivos inferiores.

de prejuízos que essa condição pode acarretar justifica o seu estudo e todos os esforços para a sua correção.

Para discutir o tratamento da sobremordida exagerada, é preciso considerar as características de normalidade e o desenvolvimento fisiológico dessa condição nas diferentes fases do desenvolvimento da dentição, estudando a sua classificação e etiologia.

Classificação

Existem diferentes classificações para as sobremordidas, sempre considerando a quantidade de transpasse entre os incisivos. A maioria das classificações para sobremordida analisa os incisivos com vista por lingual, sendo a proposta por Baume e Wyllie uma das mais difundidas. Essa classificação divide a sobremordida em três tipos:

- Leve – quando os bordos incisais dos incisivos centrais inferiores encontram o terço incisal das coroas dos incisivos centrais superiores, na altura de 1,5 a 2,0 mm a partir de sua borda incisal.
- Média – quando os incisivos centrais inferiores ocluem com a metade das coroas dos incisivos centrais superiores.
- Exagerada – quando os incisivos centrais inferiores encontram a protuberância do cíngulo dos incisivos superiores ou tocam a gengiva palatina (Fig. 7.27).

Embora a maioria das classificações faça considerações com a visualização dos incisivos por lingual, o que só pode ser realizado através de modelos de estudo, a classificação com vista por vestibular é mais simples, por ser realizada diretamente na boca (Fig. 7.28). Através dessa vista, a divisão é feita da seguinte forma:

- Leve – quando os incisivos centrais superiores recobrem 1/3 dos incisivos centrais inferiores.
- Média – quando os incisivos centrais superiores recobrem de 1/3 a 2/3 dos incisivos centrais inferiores.

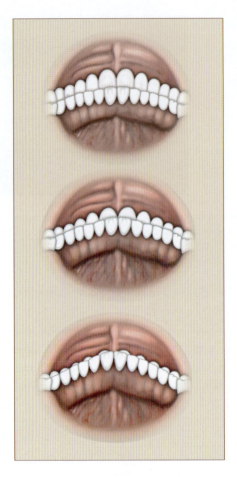

Fig. 7.27 Esquema gráfico dos diferentes graus de sobremordida vistos por lingual.

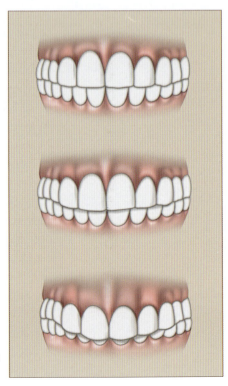

Fig. 7.28 Esquema gráfico dos diferentes graus de sobremordida vistos por vestibular.

- Exagerada – quando os incisivos centrais superiores recobrem mais de 2/3 dos incisivos centrais inferiores.

Quando os incisivos centrais superiores recobrem menos de 1/3 dos incisivos centrais inferiores, a sobremordida é considerada diminuída ou insuficiente. Para alguns autores, esse tipo de sobremordida deve ser classificado como mordida aberta com transpasse.

Classificação das Sobremordidas	Vista Lingual (análise de modelos)	Vista Vestibular (análise clínica)
Leve	ICI ocluem com o terço incisal dos ICS	ICS recobrem 1/3 dos ICI
Média ou moderada	ICI ocluem com a metade da coroa do ICS	ICS recobrem de 1/3 a 2/3 dos ICI
Exagerada	ICI ocluem no cíngulo dos ICS ou tocam a gengiva palatina	ICS recobrem mais de 2/3 dos ICI

ICI = incisivos centrais inferiores; ICS = incisivos centrais superiores.

As classificações para sobremordida normalmente consideram o grau de transpasse entre os incisivos sem dar ênfase à origem do problema, ou seja, se a maloclusão está sendo estabelecida por fatores apenas dentários ou se há componente esquelético envolvido. Esse fato se deve principalmente à maior flexibilidade da terapia para essa maloclusão em relação à mordida aberta, o que não diminui a importância de estudar a causa do problema. Sobremordidas exageradas de origem esquelética são encontradas em pacientes com faces curtas e terço inferior diminuído, enquanto as de origem puramente dentárias são vistas em pacientes com faces equilibradas, com proporções entre os terços faciais bem distribuídas (Figs. 7.29 e 7.30).

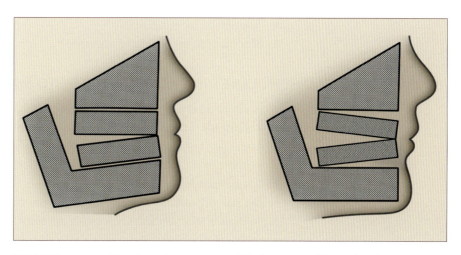

Fig. 7.29 Esquema gráfico de paciente com mordida aberta esquelética e dentária.

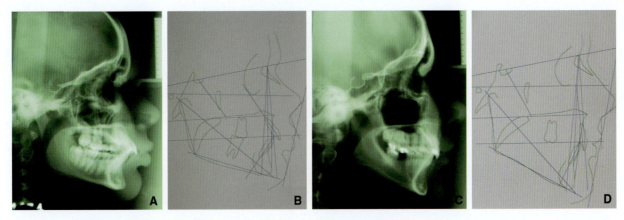

Fig. 7.30 Radiografia cefalométrica lateral e cefalograma de pacientes com mordida profunda. (**A** e **B**) Paciente com sobremordida exagerada de origem esquelética. (**C** e **D**) Paciente com sobremordida exagerada de origem dento-alveolar.

Etiologia

Outro fator importante a ser considerado, quando se trata do problema da sobremordida, é o seu desenvolvimento natural com a progressão das dentições. A sobremordida normalmente é exagerada até os 2 anos de idade, quando irrompem os segundos molares decíduos, mantendo-se normal até os 7 ou 8 anos, quando volta a tornar-se acentuada, mantendo-se assim durante todo o período da dentição mista, voltando a tornar-se normal com a erupção dos segundos molares permanentes (consultar Cap. 1, sobre desenvolvimento da oclusão). O conhecimento do desenvolvimento normal evita preocupações desnecessárias e, principalmente, indicações de tratamento em condições que tendem a ter autocorreção.

Quando a sobremordida exagerada ultrapassa esse período em que deve ser considerada normal, o tratamento deve ser instituído, e, para isso, os fatores que têm influência na quantidade de transpasse devem ser considerados, dentre os quais:

- Altura do ramo mandibular e direção de crescimento mandibular
- Grau de erupção dos dentes posteriores
- Angulação interincisivos
- Modificação na posição dos dentes

ALTURA DO RAMO MANDIBULAR E DIREÇÃO DE CRESCIMENTO MANDIBULAR

A altura do ramo mandibular pode acentuar o grau de sobremordida, esteja ela diminuída ou aumentada. Quando está diminuída, ou seja, quando há deficiência de crescimento do ramo da mandíbula em altura, isso pode provocar uma inibição na erupção dos dentes posteriores, gerando, em conseqüência, uma sobremordida acentuada anterior.

Em pacientes com direção de crescimento extremamente horizontal, o ramo mandibular tende a ser longo e apresentar um ângulo fechado em relação ao corpo da mandíbula, o que também acaba por provocar um aumento da sobremordida (Fig. 7.31).

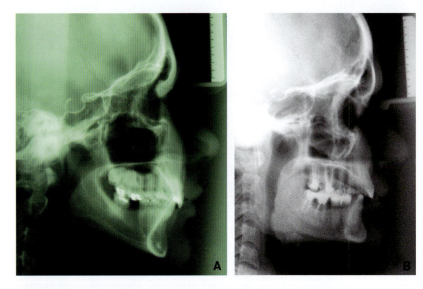

Fig. 7.31 Radiografias exemplificando relação de altura do ramo mandibular e estabelecimento de sobremordida exagerada. (**A**) Ramo curto com infra-erupção dos dentes posteriores; (**B**) ramo longo indicando padrão extremamente horizontal.

GRAU DE ERUPÇÃO DOS DENTES POSTERIORES

Quando os dentes posteriores apresentam pouca erupção, gera-se, como conseqüência, uma maior sobremordida na região anterior (Fig. 7.32).

ANGULAÇÃO INTERINCISAL

Quando a angulação entre os incisivos está aumentada, o que ocorre devido à posição mais vertical desses dentes dentro da base óssea, a sobremordida torna-se aumentada (Fig. 7.33).

MODIFICAÇÃO NA POSIÇÃO DOS DENTES

Além do grau de erupção dos dentes posteriores e da angulação interincisal, diversas outras alterações na posição dos dentes podem contribuir para o

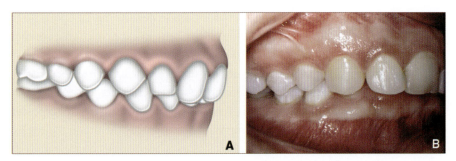

Fig. 7.32 (**A**) Esquema gráfico e (**B**) fotografia mostrando a pouca erupção dos dentes posteriores.

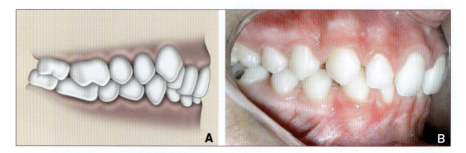

Fig. 7.33 (A) Esquema gráfico e **(B)** fotografia de uma sobremordida exagerada provocada por angulação incorreta dos incisivos.

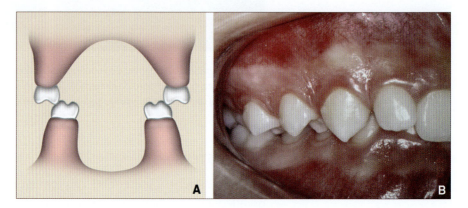

Fig. 7.34 (A) Esquema gráfico e **(B)** fotografia de sobremordida exagerada provocada por mordida cruzada vestibular total.

estabelecimento da sobremordida exagerada, como supra-oclusão ou extrusão de incisivos, inclinação axial lingual excessiva de molares e pré-molares inferiores ou oclusão lingual completa dos molares e pré-molares inferiores (Fig. 7.34).

Quando e Como Tratar?

Assim como na maloclusão de mordida aberta, alguns fatores precisam ser considerados para se decidir qual a época de intervir e qual a melhor terapia para cada caso. Como já explicado, essa condição pode ser normal em algumas fases do desenvolvimento da dentição, e, nessas fases, nenhuma terapia deve ser instituída, uma vez que haverá autocorreção. Quando a condição ultrapassa a fase em que pode ser considerada normal, mas ainda há potencial de crescimento, terapias que promovam extrusão posterior poderão ser empregadas, se necessárias, com a intenção de alterar a direção de crescimento dos indivíduos, tornando os planos horizontais da face mais divergentes. Após o término do crescimento, mesmo que o diagnóstico aponte para uma intrusão dos segmentos posteriores, a extrusão desses segmentos deve ser evitada. A invasão do espaço funcional livre, que ocorre com a extrusão dos dentes posteriores depois de cessado o crescimento, será instável, uma vez que ele será obrigatoriamente recuperado após o tratamento por mecanismos fisiológicos.

Para a decisão da terapia mais indicada para cada caso, um diagnóstico preciso deve ser obtido. Na montagem desse diagnóstico, é preciso avaliar o paciente clinicamente e através de fotografias de frente e de perfil, além de examinar seus modelos de gesso e sua radiografia cefalométrica lateral, procurando, em cada um desses exames, características específicas.

Para estabelecer o diagnóstico correto e decidir pela terapia mais apropriada, faz-se necessário considerar:

Exame Clínico

FACE

O exame geral da face do paciente fornece elementos básicos para o diagnóstico. Características de largura e comprimento da face fornecem indicadores sobre a tipologia facial do indivíduo e os problemas mais prováveis de ocorrer. Faces curtas indicam problemas com convergência dos planos horizontais da face e/ou intrusão de dentes posteriores.

Outro fator que deve ser avaliado na face do paciente é a proporção entre os terços faciais. Esse fator auxilia na detecção e localização do problema. Ao observar o paciente de perfil, se, apesar da sobremordida exagerada, os terços faciais do paciente estão harmônicos, é provável que a sobremordida esteja sendo estabelecida por extrusão ou inclinação axial incorreta dos dentes anteriores. Se diminuição do terço inferior da face é observada, há comprometimento esquelético ou envolvimento dos dentes posteriores no estabelecimento do problema. Alguns autores sugerem, quando essa condição é encontrada, realizar um procedimento simples com interposição de um rolete de cera na porção posterior da arcada para diferenciar quando o problema está concentrado apenas na região posterior e quando está havendo uma combinação de elementos posteriores, com extrusão dos dentes anteriores no desenvolvimento da condição.

Para o exame, é colocado um rolete de cera na região posterior da arcada, bilateralmente. Solicita-se ao paciente morder o rolete até que a proporção facial correta seja restabelecida. Nesse estágio é examinada a relação entre os incisivos das arcadas opostas. Se a sobremordida houver sido corrigida, o problema está concentrado na região posterior; se ainda houver transpasse excessivo, mesmo com a proporção entre os terços restabelecida, o problema tem origem combinada entre infra-oclusão dos dentes posteriores e supra-oclusão dos dentes anteriores (Fig. 7.35).

SORRISO

Nos casos de sobremordida exagerada, a avaliação do sorriso pode ser extremamente útil. A avaliação do contorno gengival pode auxiliar a lo-

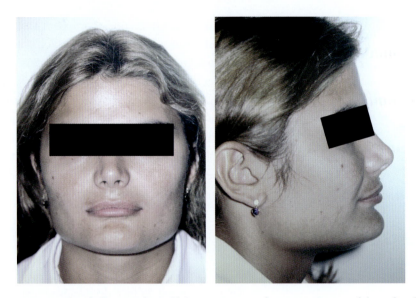

Fig. 7.35 Fotografias de frente e de perfil de paciente com face curta. Essa morfologia facial predispõe ao estabelecimento de sobremordida exagerada.

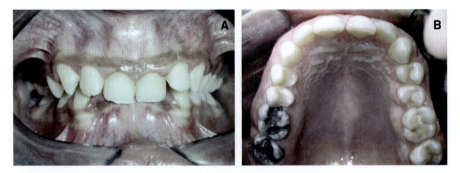

Fig. 7.36 Fotografias ilustrando diferentes etiologias da sobremordida exagerada. (**A**) Extrusão dos dentes anteriores. (**B**) Coroas clínicas dos dentes posteriores curtas.

calização do problema. Em alguns casos, verifica-se um grande desnível nesse contorno entre os incisivos e os demais dentes do arco, mostrando claramente uma extrusão de incisivos; em outros casos, observam-se dentes posteriores com coroas clínicas bastante curtas, indicando intrusão desses dentes (Fig. 7.36).

EXAME DOS MODELOS DE GESSO DAS ARCADAS

Nos modelos de gesso, cinco características principais relacionadas com a sobremordida devem ser analisadas (Fig. 7.37).

1. Presença de processo alveolar largo na região de molares e pré-molares indica que esse processo alveolar tem maior plasticidade, não sendo bem calcificado, o que faz com que os dentes respondam às forças mastiga-

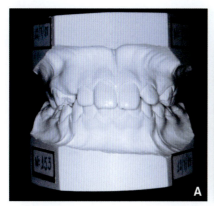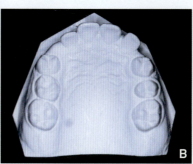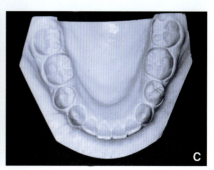

Fig. 7.37 Fotografias de modelos de estudo. (**A**) Modelos ocluídos. (**B** e **C**) Vista oclusal dos modelos.

tórias com intrusão. Essa infra-oclusão posterior resulta no aumento da sobremordida.

2. Essa infra-oclusão posterior pode também ser observada através da visualização de coroas clínicas curtas, com grande proximidade entre os tecidos gengivais e a face oclusal desses dentes.

3. Incisivos inferiores mal alinhados, com falta de espaço e inclinação lingual, também devem ser considerados nesse exame.

4. Curva de Spee acentuada, com supra-oclusão dos incisivos inferiores, infra-oclusão de pré-molares e parte dos primeiros molares inferiores e supra-oclusão dos pré-molares superiores, é um dos fatores do estabelecimento da sobremordida exagerada.

5. Oclusão lingual completa dos dentes posteriores inferiores ou inclinação lingual exagerada dos molares e pré-molares inferiores são outras características a serem observadas nesse exame, que vão estar envolvidas no estabelecimento da maloclusão abordada.

EXAME DAS FOTOGRAFIAS

As fotografias da face do paciente também são de grande importância para o estudo da sobremordida. Elas servem como um registro das condições de face, sorriso e oclusão do paciente e possibilitam a reavaliação do quadro, além do momento do exame clínico.

EXAME DA RADIOGRAFIA CEFALOMÉTRICA LATERAL

Assim como no exame das fotografias, o estudo da radiografia lateral vai evidenciar a proporção dos terços da face. As medidas da altura ântero-inferior da face vão mostrar-se reduzidas, com quebra da proporção normal entre os terços faciais, quando houver comprometimento ósseo no estabelecimento da maloclusão. Quando a cefalometria mostrar equilíbrio na angulação dos planos horizontais da face dos pacientes com sobremordida exagerada, essa condição deve estar sendo provocada apenas por fatores dentários (Fig. 7.38).

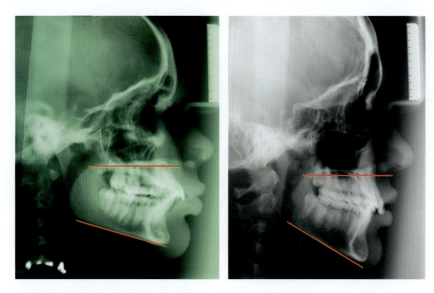

Fig. 7.38 Radiografias cefalométricas demonstrando a diferença entre a angulação dos planos maxilar e mandibular de pacientes com sobremordida esquelética e dento-alveolar.

Nesse exame, também pode ser observado, através das vértebras cervicais, como explicado na seção da maloclusão de mordida aberta, o potencial de crescimento do indivíduo, o que auxiliará na escolha da terapia mais indicada.

Terapias

O tratamento a ser instituído deve atuar na correção do fator diagnosticado como causador da sobremordida em cada caso específico. Para isso, cinco princípios básicos poderão ser usados buscando-se a solução do quadro:

- Extrusão do segmento posterior
- Distalização dos segmentos posteriores
- Intrusão do segmento anterior
- Angulação interincisal
- Crescimento

EXTRUSÃO DO SEGMENTO POSTERIOR

A extrusão dos dentes da porção posterior da arcada provoca um aumento dos ângulos dos planos palatino e mandibular entre si, com conseqüente abertura na região anterior da arcada. Essa abertura resulta na melhora da sobremordida em casos em que há um transpasse excessivo (Fig. 7.39).

Essa extrusão posterior pode ser obtida de forma passiva ou ativa, por diferentes mecanismos. Em pacientes que apresentam potencial de crescimento, uma placa de mordida com batente anterior que desoclua os dentes posteriores de 2 a 3 mm pode ser colocada. Com o uso contínuo dessa placa, os dentes posteriores irrompem, reduzindo a sobremordida. Se maior redução for necessária, mais

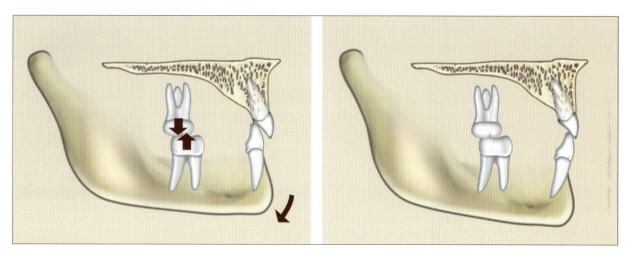

Fig. 7.39 Esquemas gráficos demonstrando que a extrusão dos dentes posteriores provoca giro horário da mandíbula, ajudando na correção da sobremordida exagerada.

resina deve ser acrescida no batente, para voltar a desocluir a região posterior e permitir que os dentes continuem irrompendo. Essa é uma forma passiva de obter a extrusão posterior e que pode ser bastante eficaz desde que potencial eruptivo diferencial dos dentes esteja presente, ou seja, que haja possibilidade de alterar o espaço funcional livre, o que ocorre nos pacientes jovens (Fig. 7.40).

Existem diferentes maneiras de conseguir uma extrusão ativa. Aparelho extra-oral de tração cervical, aparelhos fixos com arcos com dobras, uso de elásticos intermaxilares (Figs. 7.41 e 7.42). Todos esses mecanismos produzem extrusão dos dentes posteriores, e, como explicado, isso leva a uma maior

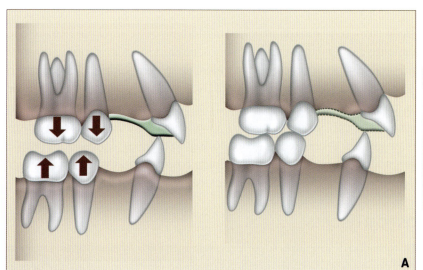
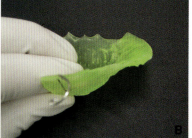

Fig. 7.40 (A) Esquema gráfico e **(B)** fotografia de uma placa com batente anterior para permitir a extrusão passiva dos dentes posteriores.

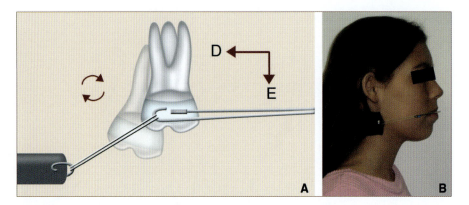

Fig. 7.41 (A) Ilustração e **(B)** fotografia de uma paciente usando aparelho extra-oral de Klohen, uma forma de provocar extrusão ativa dos dentes posteriores. (Fonte da ilustração: Ferreira FV, 2004.)

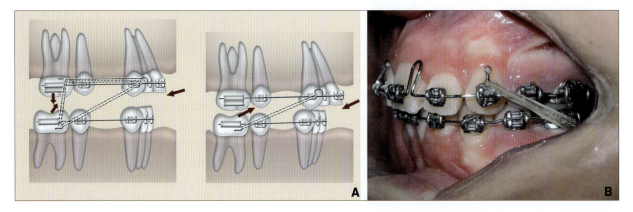

Fig. 7.42 (A) Esquema gráfico e **(B)** fotografia do uso de elásticos intermaxilares, outra forma de produzir extrusão ativa dos dentes posteriores.

angulação entre os planos da maxila e mandíbula entre si. O problema é que esse aumento de angulação entre os planos, produzido após o término do crescimento, tende a produzir desconforto, além de ser temporário. O desconforto ocorre pela invasão do espaço funcional livre, o que leva os pacientes a ficar constantemente com os dentes ocluídos, não havendo repouso articular. Com isso, após a remoção da aparelhagem, há tendência de intrusão dos segmentos que foram extruídos, com fechamento do ângulo entre os planos mandibular e maxilar produzidos por mecanismos fisiológicos, na tentativa de restabelecer o espaço invadido, provocando uma recidiva da condição original.

DISTALIZAÇÃO DOS SEGMENTOS POSTERIORES

A distalização dos molares superiores, sem intrusão concomitante, também vai gerar diminuição da sobremordida devido ao efeito em cunha que ocorre em conseqüência do movimento. Como exposto no item anterior, esse movimento pós-crescimento pode não ser estável (Figs. 7.43 e 7.44).

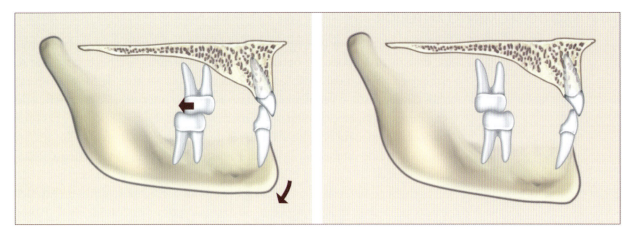

Fig. 7.43 Esquema gráfico demonstrando que a distalização dos dentes posteriores provoca giro horário da mandíbula, ajudando na correção da sobremordida exagerada.

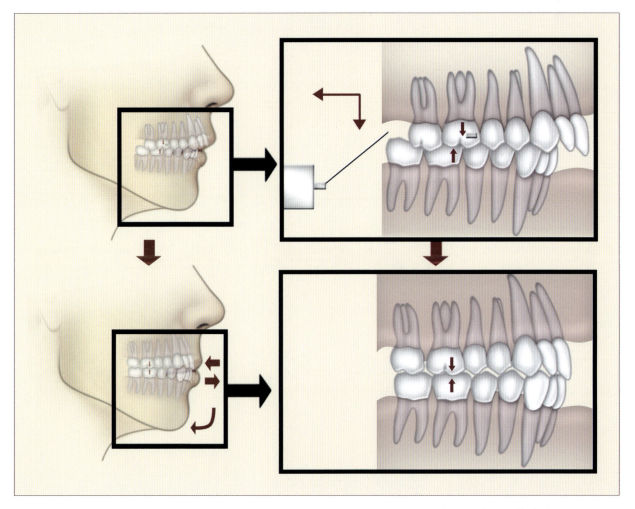

Fig. 7.44 Ilustração demonstrando a distalização dos dentes posteriores e conseqüente giro horário da mandíbula. (Fonte Modificada de: Ferreira FV, 2004.)

INTRUSÃO DO SEGMENTO ANTERIOR

A intrusão de incisivos terá como conseqüência a redução da sobremordida. Essa intrusão pode ser obtida em ambas as arcadas, e é necessário que se estabeleça a real localização do problema para que se atue de forma correta. Mais comumente, o problema localiza-se no arco inferior, com a presença de uma curva de Spee exagerada e os incisivos além do plano oclusal. Essa intrusão exige mecânica aplicada através de aparelhagem fixa, e vários mecanismos têm sido empregados na tentativa de obter intrusão verdadeira desses dentes. Arcos contínuos planos, com dobras de ancoragem, incorporação de curva de Spee reversa, são utilizados e, embora consigam o alinhamento desejado, provocam uma quantidade de extrusão posterior considerável. Arcos segmentados usados para esse fim conseguem uma maior intrusão real, com menor quantidade de extrusão dos segmentos posteriores, devendo assim ser preferidos quando o objetivo é conseguir o nivelamento do arco por real intrusão anterior (Figs. 7.45 e 7.46).

Quando se observa extrusão dos incisivos superiores, como nos casos de Classe II, 2ª divisão com exposição acentuada desses dentes e curva de Spee reversa acentuada, a correção deve ser trabalhada nesse arco. O controle da posição desses dentes pode ser trabalhada com mecanismos semelhantes aos expostos para a arcada inferior ou através do aparelho extra-oral do tipo J Hook, um aparelho extra-oral de tração alta que se encaixa em dobras feitas na região anterior do arco superior, provocando uma força intrusiva nesse segmento (Figs. 7.47 e 7.48).

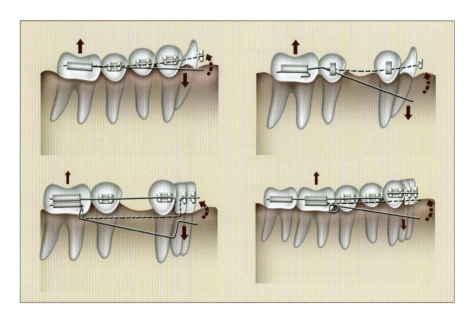

Fig. 7.45 Esquemas gráficos de diferentes arcos para intrusão dos dentes anteriores. Em ordem horária: arco contínuo, arco com dobra de ancoragem, arco segmentado de Burstone e arco utilidade de Rickets e.

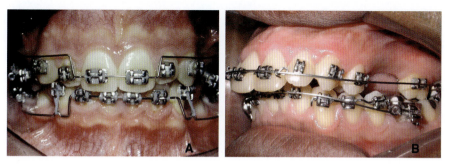

Fig. 7.46 Fotografias de arcos para intrusão de dentes anteriores. (**A**) Arco utilidade de Rickets; (**B**) arco segmentado de Burstone.

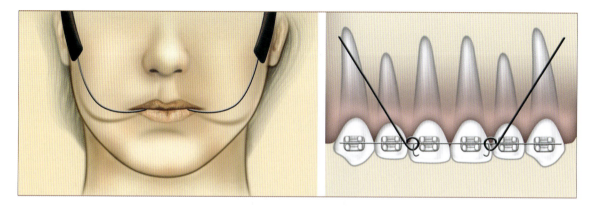

Fig. 7.47 Ilustrações do aparelho extra-oral J Hook utilizado para intrusão dos dentes anteriores superiores.

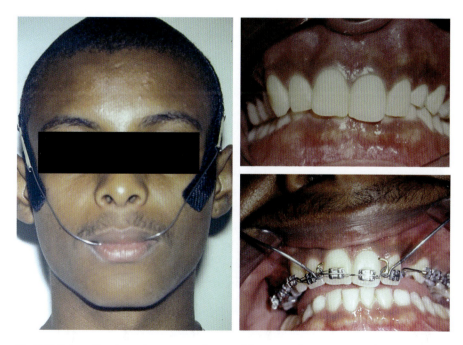

Fig. 7.48 Fotografias de paciente com sobremordida exagerada por extrusão dos incisivos superiores usando aparelho J Hook.

Esses procedimentos de intrusão de dentes em ambos os arcos devem ser cuidadosamente planejados, para se certificar de que existe suficiente quantidade de osso alveolar. Se as raízes forem pressionadas contra a cortical alveolar, haverá atraso do movimento e reabsorção radicular. Outro cuidado com esse tipo de movimento deve ser a quantidade de força empregada. Esta deve ser extremamente leve, pois toda força empregada será concentrada no ápice dos incisivos. Forças altas fatalmente provocarão reabsorção das raízes desses dentes.

Outro recurso para intrusão dos dentes anteriores que vem sendo muito utilizado é a colocação de microparafusos para ancoragem do movimento. Esse recurso oferece a grande vantagem de a intrusão poder ser realizada sem que haja força extrusiva como conseqüência em outro setor da arcada. Nesses casos é conseguida intrusão real, que pode ser acompanhada ou não de inclinação desses dentes, dependendo da localização dos parafusos. Da mesma forma que nas mecânicas anteriores, a força aplicada deve ser leve, entre 15 e 20 g por dente, para que não haja reabsorção radicular (Fig. 7.49).

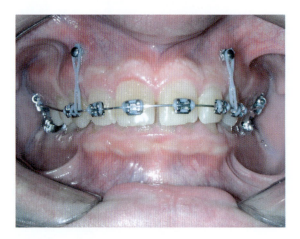

Fig. 7.49 Fotografia ilustrando a utilização de microparafusos como ancoragem para intrusão dos dentes anteriores, com o objetivo de reduzir a sobremordida.

ANGULAÇÃO INTERINCISAL

Nos casos em que os incisivos das duas arcadas estão retraídos, com o ângulo entre esses dentes aumentado, como nos casos de Classe II, 2ª divisão, uma sobremordida exagerada aparecerá mesmo que não haja extrusão real desses dentes ou intrusão dos segmentos posteriores. Nesses casos, a correção dessas inclinações, levando as raízes tanto dos incisivos superiores quanto dos inferiores para palatina/lingual, protruindo esses dentes, pode, por si só, corrigir a sobremordida (Fig. 7.50).

CRESCIMENTO

O potencial de crescimento presente no momento das correções é muito importante para o resultado do tratamento. Quando alterações em nível

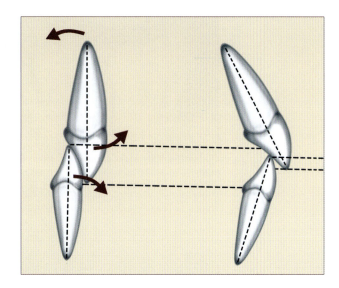

Fig. 7.50 Esquema gráfico da correção da sobremordida exagerada pela correção da angulação interincisal.

esquelético são desejáveis, como modificações de angulação entre os planos maxilar e mandibular, o sucesso será muito maior nos estágios em que houver crescimento. Mesmo mudanças dentárias são mais facilmente obtidas em fase de crescimento, pois existe potencial eruptivo diferencial presente.

Poder contar com o crescimento é um facilitador no tratamento de praticamente todas as maloclusões relacionadas com as bases ósseas, mas, naquelas com envolvimento vertical, esse é certamente um fator determinante do sucesso.

Esses princípios apresentados são métodos de conseguir correção através de procedimentos ortodônticos isolados. Em alguns casos, a correção requer procedimentos ortodônticos e cirúrgicos combinados (Fig. 7.51), como em casos em que a sobremordida exagerada é conseqüência de um posicionamento esquelético extremamente horizontal das bases ósseas e o paciente é adulto. O que ocorre nesses casos é que, muitas vezes, apesar de haver indicação cirúrgica para correção da maloclusão, o paciente não aceita esse tipo de terapia, pois, ao contrário da mordida aberta, normalmente a estética facial é satisfatória e os problemas funcionais, menos evidentes.

Estabilidade

A estabilidade pós-tratamento também é um fator de preocupação no tratamento dessa maloclusão. A direção de crescimento do indivíduo, a quantidade de movimentação dentária e a qualidade do osso alveolar são fatores de extrema importância na determinação da estabilidade dos resultados alcançados.

Quando o tratamento termina antes de cessado o crescimento, é preciso estar atento, pois um padrão desfavorável, que nesses casos é o crescimento com tendência a convergência entre os planos maxilar e mandibular, pode produzir

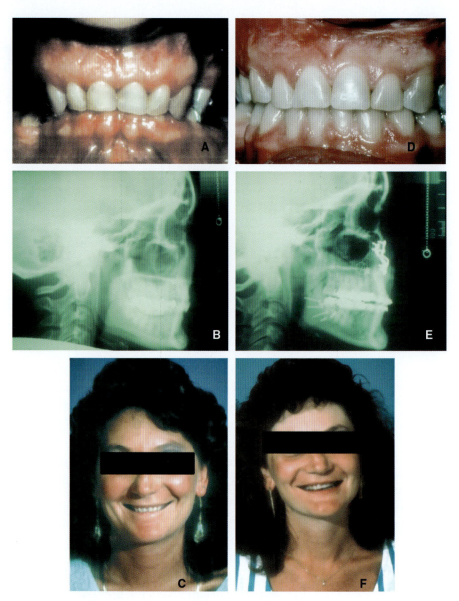

Fig. 7.51 Tratamento cirúrgico da maloclusão de sobremordida exagerada. (**A**) Fotografia intra-oral inicial, (**B**) radiografia cefalométrica inicial, (**C**) fotografia extra-oral inicial, (**D**) fotografia intra-oral final, (**E**) radiografia cefalométrica final e (**F**) fotografia extra-oral final.

perdas na correção. Nesses casos, além de ser tentada uma sobrecorreção, em que uma sobremordida aquém do normal deva ser produzida, a contenção deve proporcionar a possibilidade de extrusão posterior, para controle da tendência original de crescimento, que opera contra a correção obtida.

Quando o tratamento é realizado em adultos, o tipo de movimento realizado para correção é determinante para a estabilidade. Em casos de intrusão real dos dentes anteriores, maior estabilidade é esperada, mas também nesses casos uma sobrecorreção deve ser objetivada de maneira que alguma recidiva possa ocorrer sem grandes prejuízos aos resultados alcançados. Outro fator que ajuda a estabilizar esses casos é a correta angulação interincisal. No caso de extrusão posterior, que jamais deve invadir o espaço funcional livre, a qualidade do osso alveolar que suporta esses dentes influencia na estabilização dos movimentos. Se esse osso for demasiadamente plástico, com pouca calcificação, a força mastigatória tenderá a novamente causar intrusão dos dentes posteriores, recidivando o caso. A contenção com placa com batente anterior pode ser útil em todos esses casos, e deve servir como um ponto de apoio para os incisivos inferiores ao ocluir, evitando extrusão desse seguimento, sem objetivar extrusão posterior.

Como na mordida aberta, mesmo existindo alguns procedimentos que ajudam no controle da recidiva, o principal fator de sucesso está no planejamento inicial, quando movimentos que alterem a fisiologia normal do aparelho mastigatório devem ser evitados.

BIBLIOGRAFIA SUGERIDA

Baume LJ. Physiological tooth migration and its significance for the development of occlusion; the biogenesis of overbite. *J Dent Res*, 1950; *29*:440-7.

Cohn ER, Eigenbrode CR, Dongelli P, Ferketic M, Close JM, Sassouni V, Sassouni A. A simple procedure to assess esthetic preference for dentofacial treatment. *Am J Orthod*, 1986; *89*:223-7.

Ferreira FV. *Ortodontia – Diagnóstico e Planejamento Clínico*. 6ª ed. São Paulo: Artes Médicas, 2004:553.

Gavito LG. Anterior open-bite maloclusion: a longitudinal 10-year posretention evaluation of orthodontically treated patients. *Am J Orthod*, 1985; *87*:175-85.

Graber TM, Vanarsdall RL, Robert L. Ortodontia – *Princípios e Técnicas Atuais*. 3ª ed. Rio de Janeiro: Guanabara Koogan, 2002:936.

Hassel B, Farman AG. Skeletal maturation evaluation using cervical vertebrae. *Am J Orthod Dentofacial Orthop*, 1995; *107*:58-66.

Hwang HS, Kim WS, McNamar, JA Jr. Ethnic differences in the soft tissue profile of Korean and European-American adults with normal occlusions and well-balanced faces. *Angle Orthod*, 2002; *72*:72-80.

Hwang HS, Kim WS, McNamara JA Jr. A comparative study of two methods of quantifying the soft tissue profile. *Angle Orthod*, 2000; *70*:200-7.

Martins JCR. *Surto de Crescimento Puberal e Maturação Óssea em Ortodontia*. 1979.

Medeiros PJ, Medeiros PP. *Cirurgia Ortognática para o Ortodontista*. 2ª ed. São Paulo: Santos, 2004:253.

Moyers RE. *Ortodontia*. 4ª ed. Rio de Janeiro: Guanabara Koogan, 1991:483.

Proffit WR e White Jr RP. *Tratamento Contemporâneo de Deformidades Dentofaciais*. São Paulo: Artmed, 2005:784.

Rakosi T, Jonas I, Graber TM. *Ortodontia e Ortopedia Facial: Diagnóstico*. Porto Alegre: Artes Médicas Sul, 1999:272.

Strang RHW. *Textbook of Orthodontic*. Philadelphia: Lea & Febiger, 1958: 756.

Thurow RC. Craniomaxillary orthopedic correction with in masse dental control. *Am J Orthod*, 1975; *68*:601-24.

Williams JK, Isaacson KG, Cook PA, Thom AR. *Aparelhos Ortodônticos Fixos – Princípios e Prática*. São Paulo: Livraria Santos, 1997.

Wyllie WL. The relationship between ramus height, dental height and overbite. *Am J Orthod Oral Surg*, 1946; *32*:57-67.

Índice Alfabético

Serviços de impressão e acabamento
executados, a partir de arquivos digitais fornecidos,
nas oficinas gráficas da EDITORA SANTUÁRIO
Fone: (0XX12) 3104-2000 - Fax (0XX12) 3104-2016
http://www.editorasantuario.com.br - Aparecida-SP

1   2   3   4   5   6   7   8   9   10